催眠療法

マインド・サイエンス
井手 無動

文芸社

まえがき

この本は、より多くの方に、催眠療法というものを深く理解していただくために書いたものです。したがって、できるだけ専門用語と論文的な、読みづらい表現を避けて、一般の悩まれている方々に楽に理解できるように心がけました。本文中で、心の病についていろいろな例を挙げて無意識の世界を深く掘り下げていきますが、現在いろいろな症状や悩みで苦しんでおられる方々や御家族にとって、どのような治療（対処）をしていけばよいかが分かり、光が見えてくることを願って書いたものです。

心の病も現在は心療内科などで薬をもらい治っていく人も大勢います。しかし、どうしても薬だけでは治らない、副作用がひどく薬物治療が続けられないなどで困っている方にとって、カウンセリングを受けたり、様々な心理療法を受けたりと、試行錯誤される中、催眠療法を受けることはいろいろな不安があり、できれば避けたいと思っておられる方も多いと思います。それほどいろいろな誤解や偏見がいまだに存在しているようです。しかしながら、心理療法の中に取り込まれた催眠療法は素晴らしく驚異的な効果を発揮します。

奇跡と思えるような効果をもたらすこともあります。こう書くと誤解されそうですが、効果というものは、地味な催眠療法（心理療法）の結果生まれてくるものであり、魔法のように一、二度の催眠暗示で生み出されるものではありません。

昔から催眠療法と称して、様々な方法で催眠状態に導き、暗示を与え症状を緩和しようとしてきました。このような古典的なやり方では、たとえ効果があがったとしても一時的でしかありません。人の心はそのように単純にできていないのです。人がある症状で悩んでいるとすれば、その症状を作り出している原因というものが必ずあります。そしてその原因は、人が生まれ育つ中で、特に幼少期にどのような心の傷が付けられたか、長期にわたるストレス環境によりどのような感情のしこりが形成されていったかを見極め、本人に認識させることも大事なことです。そして、心の奥深いところに抑圧され、深く根ざしているそれらのしこりをほぐし、解消してあげることで完全に、そして永久的に症状は消えていくのです。

心の病を作り出している原因となるものの正体は単独というより、いくつかの原因が複合している場合が多いのですが、無意識の世界に抑圧されているそれら原因を意識の世界に引き上げ認識させた上で心をほぐし浄化してやる必要があります。

もし、原因なるものを無視し、催眠の暗示だけで症状が出なくなるようにしたら、（一般的には、しばらくしてまた再発しますが）原因が消えていない以上、その（深く根ざしている）原因は別の働きかけをしてきます。つまり、いままでの症状は治ったけどまた別の症状に苦しむことになるのです。そうした昔からの催眠療法の欠点として挙げられていたイメージを払拭するためにも、無意識の世界に抑圧された原因に焦点を当ててそれを解消することができる新しい「催眠療法」が必要なのです。

これまでいろいろな治療を試したがどうしても治らない、または悪化しているという方は、心の深層の世界を見つめ直してみてはいかがでしょうか。きっとそこに答えを見い出すことができるでしょう。トラウマなどにより作り出された症状の原因から解放され素晴らしい未来を手に入れてください。

私のところに相談に来られる方の中には、この症状は本当に治りますかと何度も念を押される方もおられます。そういう人は悪意でもって私を疑っているのではなく、人は治っても自分は治るだろうかと不安でたまらない人なのです。今までいろいろな療法・治療をやってみて治ることができなかった人でもあるのです。しかし、人が治るのであれば自分も治る希望が持てると積極的な心で私の催眠療法に取り組んでいかれることが、心の病を乗り越えるために必要な心の姿勢なのです。そしてきっと治るでしょう。

そのような不安や間違いを犯さないためにも本書を読んでいただきたいと願っておりま す。読んでいただくことで心の病の本質を理解していただき、初期の内に適切な対処ができれば、心の病はそれほど深刻に考えることでもありません。しかしながら、そのままにして症状を悪化させ過ぎると後戻りできなくなることはいうまでもありません。そうならないように早く対処することです。また、病気にかかっていることをことさらに恐れ、不安がり症状をさらに進行させることがないよう注意して下さい。

私の主宰するマインド・サイエンスは九州の福岡という地盤にもかかわらず全国から相談においでいただいております。このような状況ですので、本文中に紹介しております多くの症例は、地元の方々に偏っているわけではなく、広域からの相談者の例をもとに、プライバシー保護のため、具体的に地域や個人が特定できないように配慮しております。

本書が心の病でお悩みの方々のお役に少しでも立つことを願ってやみません。

井手　無動

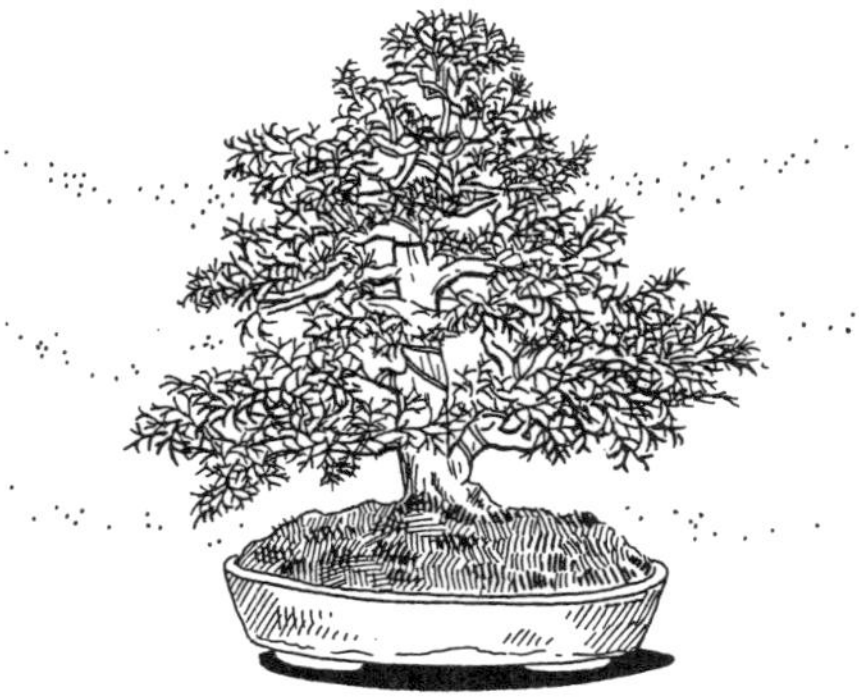

催眠療法　◆目　次◆

付録 自己催眠と他者催眠

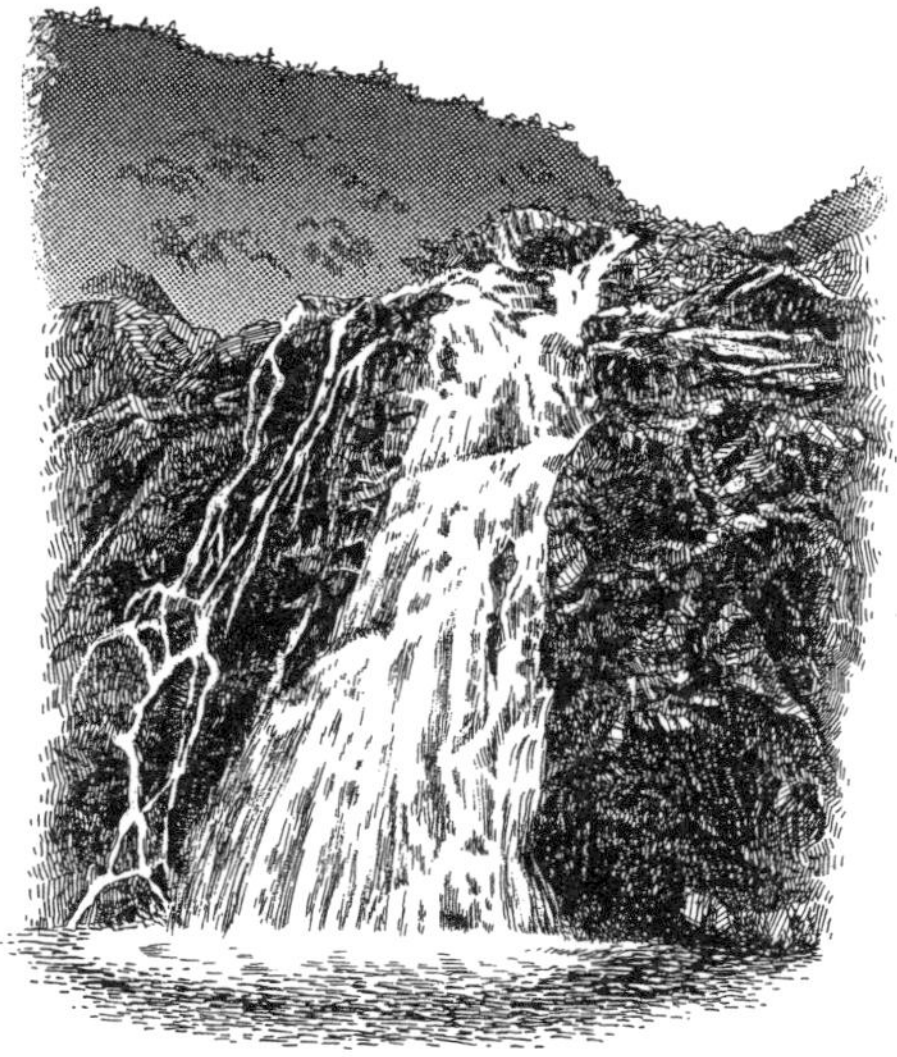

第一章　催眠療法について

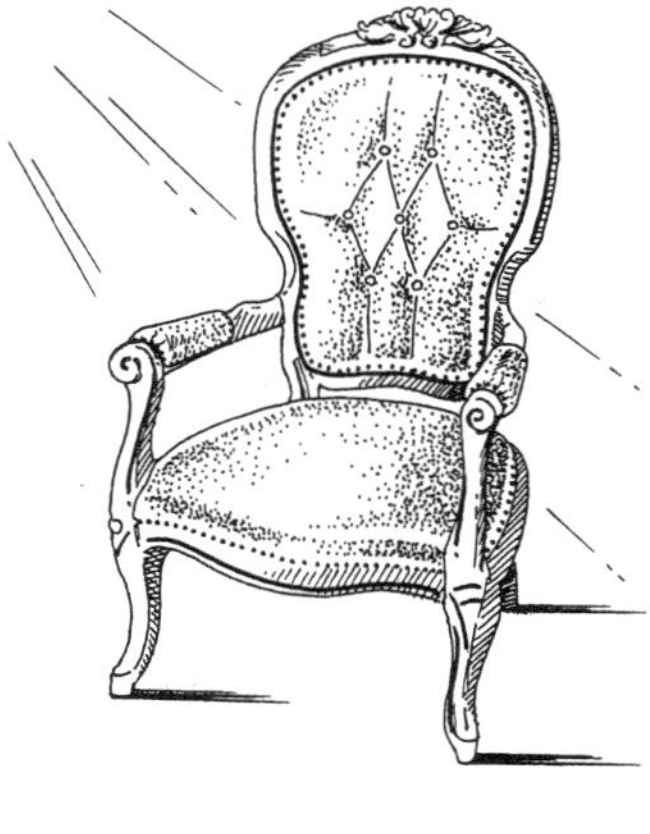

催眠療法とは

催眠療法は、よく誤解されますが、あたかも魔法をかけるがごとく人の心を変えていくことではありません。もちろんそのように心の状態が変化していくこともあります。しかしながら、そのような場合はいくつかの条件が整っている場合であり、やってみなければ分からない世界でもあります。しかし、うまくいったとしても一般的には一時的効果しか望めないことがほとんどでしょう。

私が本書で説明する催眠療法は、昔から行われている暗示を与える（魔法をかける）だけの催眠療法ではありません。このような単純な行為を催眠療法という名のもとで行われているが故に、「催眠療法で治すと再発することが多く、これは治療法としてひとつの弱点」と評され誤解されるのです。これから説明していく催眠療法の内容を理解していただき、これまでの古典的な催眠療法に対する観念を振り払って頂きたいと思います。

人は催眠状態に導かれても、無意識の中に抵抗があれば、そう簡単に暗示を受け付けません。心の病に至っている人は必ずと言ってよいほど、いったん受け入れたかに見える暗示を無意識内の原因からの力で撥ね返してきます。なぜなら心の病を作っている原因が無意識の中にあり、その原因が癒されるまでは、どんなにその人に必要な暗示であっても拒絶されることが多いのです。症状をこじらせていればいるほどその傾向が強くあります。

人は催眠状態になって暗示を与えられることだけで、心の病が治り、悩みが消え去るような単純な生き物ではありません。そのような古典的な方法で現代の人の心は癒されるものではないのです。では、どのようにすれば人の心は癒され、病も治っていくのか、催眠療法とはいかにあるべきかを、この本全体にわたって説明していきます。催眠療法の重要な要素は、催眠導入のテクニックよりも、導入後に、苦しみ悩んでいる本当の原因の根っこがどこにあるかを見つけ出し、正しく認識させ、相談者の過去と現在の心を癒し、正しい状態に導いて解放してやるか、切り変えてやるかの技術と内容なのです。

本書を読み進めるうちに、心の病や深い苦悩に至ったとき心がどのように傷つき苦しんでいるか、そして背後の原因によって何を心が求めているのかが、あなたにもだんだん分かってきます。

相談者から「以前ほかの所で催眠療法を受けたことがあるが、どうしても深く催眠に入れなかった。結果、症状はよくならず無駄に終わったが、それでもここでは治してもらえるでしょうか」と質問されることがよくあります。これは催眠に入りさえすれば、どのような症状でも治るのだという誤解の代表的なものです。また、今まで何カ所で催眠療法を受けたが、「あなたは催眠に入れないからダメです」と何回か通っているうちに断られたということもよく聞きます。催眠に入れて暗示を与えるだけで心の病などが、根本的に治ることは軽い症状の場合を除いて絶対にないのです。催眠にどんなに深く入っても、一時的に効果を出せるかもしれませんが、それだけでは意味がないのです。そんなことをしていると、一時的に楽になったり再発したりを繰り返し、治してもらっているうちにだんだんと依存心がついてくるだけで催眠療法から抜けられなくなってしまいます。

本当の催眠療法とは、催眠に入れないといわれる人たちでさえも、的確な催眠療法で効果を出すことができるように導かなくてはいけないのです。催眠療法をする側に、心と催眠の本当の世界が分かっていれば、どのような心の病を持つ人でも、催眠に入りにくい人でも治すことが可能なのです。

催眠に入ることさえできれば、人はどのようにでも変わっていけるように誤解されてきました。果たしてそうでしょうか。テレビの娯楽番組などでやっている催眠術、これを見たことがある人は、あんなのやらせだよと感じたり、本当にそうなったのだと信じたりと人様々な思いがあるでしょう。実際人間は催眠に導入され暗示を与えられると別人のようになったり、言われるままに行動したり、痛みを与えられても暗示ひとつで苦痛を伴わなくなってしまったり、本当かなと思えるような状態になってしまいます。

ですからテレビなどを見て、催眠でどのようにでも変わることができるのなら、今自分が苦しんでいる悩みや身体に出ている症状を治して欲しい、消し去って欲しいと願うのはごく自然な思いでしょう。しかし、残念なことに、心の病はそう簡単にはいかないのです。なぜでしょうか。テレビでやっていることが本当なら可能なように思えるのになぜ無理なのか。それは、催眠状態というものがどういうものかが理解できれば分かってきます。人が催眠にかかっているとき、その人の意識は普段の状態とは少し違う（変性意識）状態であり、周りの人には意識がなく操られているように見えても本人はきちんと自分がやっていることは分かっているし、拒みたければ拒むこともできますが、どうでもよいことに関してはは抵抗がなく拒もうとはしなくなっています。しかし、羞恥心や生命、本能にかかわることなど本人にとって重大な範疇であり、かつ望まないことに関する暗示には簡単に抵抗することができるのです。要するに全てが言われるままにはならないので、私もテレビや舞台で娯楽的な遊びの催眠を披露するときなどそのことに十分気をつけています。

催眠状態を経験してない第三者が見ると、かかっている人はあたかも自分の意志を失って、言われるがまま、されるがままの状態に見えますが、そうではなくしっかりと意識も意志もあります。もし意識がないとすれば、それは誘導者の暗示という言語を理解し反応することができない状態であり、誘導不能になってしまいます。夢遊病者のように周りでどんなに語りかけても相手に伝わらないような状態とは違うのです。本人には全てがきちんと分かっているし、どうでもよいことや自分が苦痛でなければ、抵抗なく従ってしまう状態です。そして、催眠を解かずにそのままにしておけば自然に元に戻ってしまう単なる一時的なものなのです。

しかし、催眠状態や暗示が長期間持続される場合もあります。そのようなテクニックを使うか、催眠暗示を持続させたいと自ら願うような場合などは、持続的自己暗示としてかなり影響が残ることもあるでしょう。これは特殊な例であって、よほどのことでない限り催眠を解こうが解くまいが、時間の問題で催眠状態や催眠暗示は消えていきます。

それでは心の病の症状で苦しんでいる場合はどうでしょうか。同じように催眠に入って暗示を与えられることで治っていくものでしょうか。心の病の場合は、その人の無意識の領域に、症状を作って苦しめている原因となるものが存在します。だからその症状を作っている原因を消し去らない限り、一時的に暗示が受け入れられ、楽になっても結局は心の深層の領域（無意識）から暗示は拒絶されてしまい、暗示は時間とともに消えていきます。どんなにその人が暗示を受け入れたいと望んでも無理な話です。

よそで催眠療法を受けたが、どうしても治らないので、治して欲しいと相談を受けることがよくあります。そこでどのような催眠療法を受けたかと質問すれば、催眠状態にして暗示を与える昔ながらの単純な暗示療法であることが分かります。例えば、ある中年の女性が、毎日毎日が不安でたまらなく、病院で抗不安剤などをもらって飲んでいるが、いっこうに楽にならず、苦しいと訴えているとします。そこでよその催眠療法所に相談に行ったら、少し話を聞きトラウマ（心の傷）が影響しているから、それをほぐす必要があると説明されても、おもにやることは結局、催眠に導入していろいろな暗示を与え、さあ三つ数えて手を叩くと、あなたのずっと続いてきた不安感がスーッと消えてなくなりますよと言われる。そうなりたいと自分でも心から願ったけれど催眠から覚めた後、幾分心が軽くなったように感じはしたものの、不安感は何も消えなかったと訴えていました。何度か繰り返す必要があると言われて五、六回行ったが自分は催眠に入れないみたいでどうしても治らない、どうにかこの苦しみから解放して欲しいと悲痛な叫び声をあげておられました。

この本を読み進まれるうちに徐々に催眠療法について何が正しいかを理解できるようになります。だから、間違った療法で無駄な時間をかけ、手遅れにならないように自分で十分に判断できるようになっていただきたいと願っています。

心が苦しんでいる場合、その人の心の深層（無意識）の部分に原因となっている問題が抑圧されています。抑圧されているがゆえに、本人にはそれが分からないのです。意識では感じ取れません。だから、こういうことがあったので苦しむようになった、こういうことが起こるまではそんなことはなかった。原因は十分に分かっていると言われる方がよくいます。でも、分かっているのは自分を苦しませるようになったきっかけだけで、その背後にある過去の抑圧された原因など何にも分かってはいません。心の病を催眠療法で治す場合、その隠されている（抑圧されている）原因を明確にし、その原因となるしこりなどをほぐしながら取り除かなければ、その人の無意識はすんなりと必要な暗示を受け入れてはくれません。無意識の中に存在する抑圧されたものを意識上に引き上げ解放してやることを浄化といいます。意識上に引き上げるとは、自分の意識で自分を苦しめている真の原因を理解することであります。これがなければ浄化も解放もありえません。そしてさらに、無意識内の歪みを是正し、心の傷を癒すために、今までの性格的な特性や考え方を変える必要があります。そのために心理療法も必要になってきます。だが、カウンセリングなどを何年も受けている方は、すでに分かっていると思いますが、「カウンセラーの先生に言われていることはよく分かるし、自分でもそうでないといけないと思うが、どうしても自分を変えることができない、どうすればよいのかとジレンマや自己嫌悪を抱いてしまう」ということになります。いわゆる、正しく理解したこと、悟ったことを無意識の中に、どうしても受け入れることができず、頭だけ（理性だけ）で自分を変えることの難しさを嘆くことになります。

でも催眠療法は単なる心理療法で終わることなく、自分で願うことを無理なくできるようにしてくれる強い力になってくれます。無意識の中の抑圧された原因が分かれば、催眠（トランス）状態において、それを解放し、あなたが望むことを無意識の領域に難なく受け入れさせ、あなたを変えていきます。症状も治っていきます。

無意識について少し考えてみましょう。願望をかなえるような本を読んでいると、よく潜在意識という言葉が使われています。潜在意識＝無意識と考えていただいて結構です。ここでは意識以外の世界（心の働き）を無意識と表現することにします。本来、意識と無意識はまったく別のもので、意識と無意識とは働きの役割が全く違っています。特に意識の方は無意識の働きに干渉できないようになっています。心の病の場合、過去の体験や環境による心の傷やストレスが無意識のなかに抑圧されていても意識では感知できません。だから厄介であり大変なのです。ところが、催眠（トランス）を活用することで、意識と無意識の交流が可能になります。だから、無意識の中に潜む原因を探り出せるのです。その探り出した原因を無意識の領域からどのように解放していくかが、次に問題となります。単に暗示だけでは無理があります。そのためには、心理療法を組み込んでいかなければトラウマの解消は無理なのです。これから催眠療法を受けることを考えておられる方は、単にトラウマ（心の傷）を癒すとか退行催眠による原因追究とかの言葉や説明にだまされることなく、本当に治療者が、きちんとした心理療法ができるか、深い人生経験を持っていて知識もあるかどうかということも判断基準に入れるべきでしょう。基本的に人生経験も浅く学問的知識のみで対処する治療者に果たしてどれだけ人の心の深いところに共鳴し理解することができるでしょうか。それがなければ人は導けないのです。

また、心の病に至った原因を追求するとき、その人が催眠（トランス）状態で過去を振り返り、思い出す出来事や感情は客観的に見て事実である必要はないのです。もし誤解であったとしても、事実であったとしても、その人の心が過去の環境をどのように受け止めていたかが問題となるのです。

例えば、親子関係において親が子供を手塩にかけて育てたのか、放任していたのかという事実はどうでもよいということです。問題なのは、その当時、子供が親とのかかわりをどのように感じ、受け止めていたかということが重要で、そこを明確にしなければいけません。子供の心についた傷が、誤解であったとしても年月が経ち誤解が解けたとしても、ほとんどの場合、その誤解による傷が癒されることはないのです。無意識の中に抑圧されその人を苦しめている原因が、自然に解消することはないのです。心の傷を引き上げて消し去るためには、双方が話し合い、理解し合うことだけでは無理なのです。もちろん軽いトラウマの場合は、それでも徐々に解消することもあるでしょう。しかし、心の病としての症状が出ている場合は、話し合いという理性の世界だけでは解消できません。心の奥にメスを入れて、長い間苦しめていた悪いものを切り取ってやらなければ解消しません。誤解でなく事実として傷つけられていた場合はもちろんのことです。そのために無意識の世界に働きかける手段として催眠（トランス）状態を活用する心理療法のことを催眠療法と私は呼んでいます。

なぜ無意識に暗示を与えるだけでは心を癒すのに不十分なのか、そのひとつの理由として、心の病で苦しむ人の思考や性格的な特徴があげられます。ゆえに性格の改善が必要になります。ほとんどの人が、過去に苦しい体験をした心の世界に執拗に焦点を当て、そこに心を移し、苦しみを自ら作るという傾向が見られます。もっと別のことや、これからの未来のことに意識を向ければ楽なのが自分では分からなくなって、わざわざ苦しい方向へ自分を持っていっています。日常生活で些細なことにも引っかかって、それが尾を引き楽しいことを打ち消していくのです。ストレスの解消や、切り換えが下手な人です。このような性格的傾向も改善しなければいけません。しかし、こういった性格も環境によって助長されてきていることが多いのです。決して生まれつきで変えることができないものではないのです。

また、退行催眠という表現がありますが、これは催眠状態で過去の出来事にさかのぼり再体験することに使われています。この退行催眠により過去のトラウマ的な出来事を再体験させることの危険性を指摘する人もいますが、それはトラウマの内容により対処の仕方が違ってきます。単純に過去のトラウマチックな出来事を再度体験させれば、そのときついた心の傷をさらにえぐることになるとの指摘でしょうが、そのような悪い結果を生む再体験を退行催眠という名のもとで実施しているような幼稚なことでは催眠療法家としては失格ではないでしょうか。催眠によって過去を振り返るとき、再体験した過去の感情や苦悩を現実の世界に引きずってはいけません。あくまでも過去に戻るということは、交通事故や火災などで強烈な恐怖を味わい、それがトラウマとなって症状を作り出している場合（ＰＴＳＤ＝心的外傷後ストレス障害）を除いて、そこに原因を見出し過去の体験から何かを学び取っていかなければいけないのです。人の人生における過去の歴史は、人類の歴史と同様に学ぶためにのみ存在していると悟りそれらを現在と今後に活かしていかなければなりません。その当時の苦しみや後悔を引きずってはいけないのです。

催眠療法中に、心を病む人にとって振り返った過去には学ぶべき多くのことがあるのですが、これら全てが、こちらからの押し付けではなく、こうすれば本当に自分の心が楽になるという事実を自ら悟らせることが必要になるのです。

催眠療法のあり方について

催眠でダイエットができないかとよく話題になりますが、催眠を使って一般に行われている痩身法は、今まで大好物だった食べ物がまずくて嫌いになり食べられなくなるとか、多くの量を食べずに我慢できるようになるなど、食べる量の制限の痩身法や、痩せていく自己イメージを描かせたり、痩せることがいかに必要かを受け入れさせ、現在の太っている自分から、痩せて好きな服が着られて、人の目に触れることが嬉しくなるようなイメージを無意識（潜在意識）の中に作っていったり、イメージトレーニングとしてイメージの中で運動をさせたり、催眠状態に誘導して、痩せようとする意欲をどんどん高めていくような方法が一般的ですが、果たしてこれでよいのでしょうか？　もちろん痩せられたら、それでよいと考える方はそれで結構ですが、なぜ自分はどんどん太ってきたのだろうかと考えたとき、単純に食べ物が美味しくて食べに食べた結果だと言いきれるような方は、大いに一般的な減量法で頑張ってくださいと言ってよいでしょう。

しかし、今まで、このまま食べ過ぎたら肥満になってしまう、健康にも美容にも悪いと分かっているのに食べることを自己規制できなかったのは、心の奥にそうさせてきた原因があるとしたらどうでしょうか？　原因を無視し、頑張ってダイエットすることで、心の深い所に存在する原因も一緒に解消されるものでしょうか？　ここが重要なところなのです。

人は自分でよくないと分かっていることを繰り返してしまうほど意志が弱い存在でしょうか？　そうとは思いません。もしそうだとすれば、日常的な様々なことさえ処理できないことでしょう。タバコも意志が弱くてやめられないとよくぼやいておられますが、ダイエットできないのと同じで、その人の心の深層の部分に何かがあり、それが邪魔しているのです。これがある限り、ダイエット、禁煙、禁酒などの様々な自己規制ができないケースがたくさんあります。そして、この原因となっているものをそのままにして、何かを無理に成し遂げたとき、その原因が心の中でどのような働きをするか、注目しなければなりません。いったん敗北した無意識内の原因は、しばらくするとぶり返すか、何らかのかたちで別の〝心の病〟の症状として襲ってくる可能性が非常に高いからです。

〝心の病〟にかかる方には、いくつかの生まれつきの性格的特徴があります。また、その特徴が、子供のときの環境で強められることもあります。ですから、誰もが心の病にかかるわけではありませんが、現代人にとっては心の中に潜む〝ある力〟（トラウマなどの原因）によって、肉体が原因ではない症状に悩み苦しみだす可能性がかなりあると言ってよいと思います。心の病にかかる人、かからない人が、生まれつき決まっているわけではありませんが、そうなる傾向が強いか弱いかの差はあると言ってよいでしょう。人それぞれで、どのような環境から強く影響を受けてしまうかどうかが決まってきます。

心の中に潜む〝ある力〟によってやめようと思いながらも食べ続けてきた。しかし、その食べるという行為が何らかの努力によって遮られたとしましょう。そうなると〝ある力〟は仕方ないと諦めてしまうものでしょうか。そうであれば助かりますが、そんなに簡単に問題は解決しません。〝ある力〟は時間を置き、タイミングを見計らって、もっと強い力で攻めてくるか、別のかたちでその人に反撃してきます。別のかたちで反撃してきたときは、ほとんどの人には、その力は、肥満の原因と同じ原因から出ている〝ある力〟だとは気づくことができないでしょう。こうなっていくことが怖いのです。人の心の中に抑圧された心の傷やうっ積された感情というものは、自然に解決するものではありません。その傷が深ければ深いほど問題は深刻です。生きている限り影響を受け苦しみ続けます。

人はどんどん肥満になっていくとき、これではいけないと悩んで、ストップをかけるものですが、なかなか止められないものです。なぜなら、そのときにその人を包む大きな悩みが背後にあるからなのです。それに気づいてはいるのだけども、その悩みと食べすぎとの関係がよく分かっていない、また背後の大きな問題が、解決しそうにないのでやけ食いになってしまっている。食べることで逃げている。そうしているうちに太っている自分を受け入れようと努力する人、食べたい気持ちを抑えられないので食べるけど食べた後に太らないために吐く癖がついてしまう人（過食症）、食べることを拒絶してしまう人（拒食症）、その他の神経症にかかる人などに大きく分かれてきます。どちらにしてもその背後に現在の大きな悩みがその人を包み込んでいることと、個人的にどのような悩みかは様々だけども、〝あること〟が現在その人を悩ませていて、その〝あること〟で解決できないほど悩まなければいけなくなっているのは、その人の幼児期から子供時代の環境に原因があるということに気づいて欲しいと思います。

ダイエットにおける問題がいかに大きな更なる問題のきっかけになることもあるかということを、もう少しみていきましょう。多くの女性は、中学や高校のときに何らかの理由でダイエットに関心を持ちます（もちろん小学校のときから肥満で問題になっている場合も多くありますが、これは後に回します）。この思春期の時期に、男の子や友達に注目を浴びてモテたり好かれたいがために、痩せようと努力し始めたとします。

しかし、ここに落とし穴が待っています。この落とし穴にはまってしまうと自力では抜けられなくなってしまいます。それは、その子がなぜ痩せようと思ったのかの動機の背景にかかわっています。それは、幼少期からこの時期までの家庭環境に問題があります。親は子供にかまわず、子供も親との関係が希薄で親に対する不満や悩みがあった場合や、夫婦喧嘩やいさかいが絶えず家の中での居心地が悪い場合、子供は学校などにおける人とのかかわりで悩むようになります。自分に問題があるので友達とうまくやっていけないとか、自分は人に好かれない人間だと悩むようになっていきます。このように自分を責めるだけです。どのように人とかかわればよいかを教えてくれる人も学ぶ機会もなく苦しみます。両親に自分を理解してもらうこともなく、自分を分かってくれる人がいない孤独な心の中で、自分というものを見失ってしまいます。自分の価値が分からなく自信を持てなくなっています。自分はつまらないから人は自分のことを大事にしてくれない。また、評価し認めてくれることがない。だから自分は生きている価値がないとまで思いこんだりすることで、どんどん食べるようになる。どんどん食べることや不良化し遊ぶことで現実逃避を図る。そうやってごまかしても心はむなしくなるばかりだし、何も満たしてくれないがどうしてよいか分からなくなり、流されていきます。

一人で悩むケースと仲間の中に入って慰めあうケースがありますが、一つの現実逃避の手段として食べるようになります。しかし、太りたくないので食べた後、人に分からないように吐く過食嘔吐症に陥ることもよくあります。もっと人に好かれるために、注目を浴びるために、どうしたらよいかを考えたとき、内面を見つめることがない心は外見上の世界にのみ目がいくようになってしまいます。もっと痩せて、美しくなり、テレビに出ているアイドルやタレントのようなよいスタイルに少しでも近づけたら、もっと人から注目を浴びることができるはずだと頑張り始める。そこから限度がない拒食症にはまっていく人がいます。状況によっては醜形恐怖症（自分の顔や身体が醜いので人から受け入れられないという思い込み）などの様々な神経症に発展することもあります。

肥満にしても心の病にしてもある一定線を越えてしまうとそこから引き返すことは容易なものではありません。しかし、そうなってしまったからには、腰を据えて自分を見つめなおし、そうなった原因を直視しながら根本から自分を改善していくことの必要性を考えてください。もう表面的なだましだけでは何の解決にもなりません。また同じような事態が自分を苦しめるだけだということを理解し受け入れていかなくてはなりません。そして現実と根気強く戦う覚悟が必要となります。

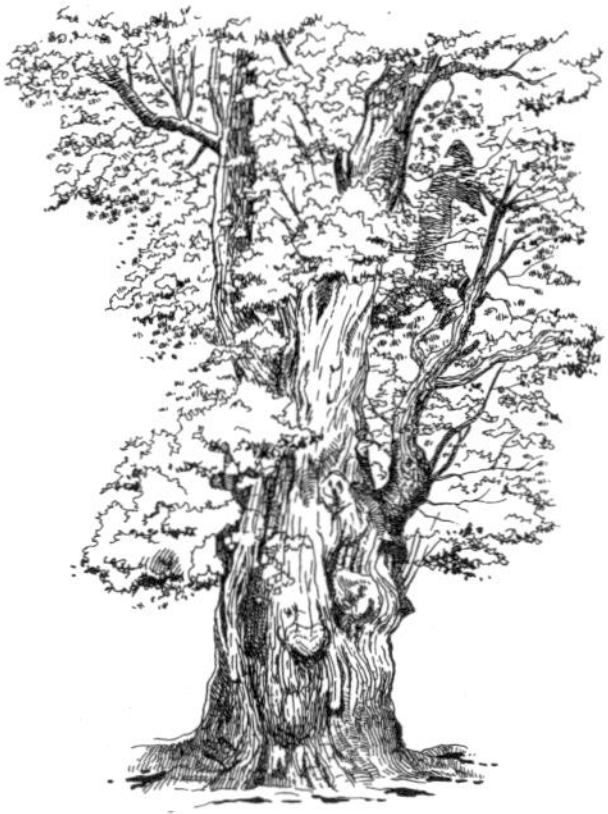

心を治すとは

催眠療法に限らず、悩める心をいかに癒すか、苦しい症状をいかに切り離してやるかということでは、治す側が一方的に何かをして相手の心を変えていくことではありません。いわゆる治療家が、治してやるぞという高ぶった気持ちで相談者に接することがあるとすれば、その治療家は決して人の心を癒し治していくことはできないでしょう。悩める相談者の心に向かい合ったとき、なぜそのような症状に苦しむようになっていったかを相談者自らの人生を振り返るお手伝いをまずしなければなりません。それは、相談者が自分の心を客観的に見つめなおし、自らどう修正しなければならないかに気づかせることでもあります。そうして今までの人生において、不幸にも歪んでしまっていた心の状態を自ら修正していくことができるように導くことが、相談者の心の向上につながり、悩める心が力を取り戻していくのです。

こうすればよい、こうあるべきだと自分でも分かっているし助言もされる。しかしながら、どうしてもそう改善できないで相談者は悩み苦しんでいるのです。そうできない自分に嫌悪感を抱いてもいるでしょう。しかし、意識では分かっていることができないときは無意識からそうさせない力が働いていることを悟らせ、無意識の世界の歪みやしこりを解消するお手伝いをしてやらなければなりません。催眠状態の中で相談者の無意識の扉を開き間違った方向へ働いている力を修正してやることで、自分でも納得のいく生き方ができるようになり、症状などがあれば治っていきます。

トラウマ（心の傷）とは

最近はトラウマという言葉がよく使われています。一般的に使うトラウマという表現は、精神医学や臨床心理学の領域での厳密なトラウマの概念や定義では認められないこともあります。それは、トラウマによる後遺症が、損害賠償の対象として捉えられるようになったからです。未だに日本においてはトラウマによる後遺症の損害賠償というのがなかなか適応されませんが、賠償責任が問われるアメリカなどは賠償を対象とするトラウマの定義が必要となり、厳密な診断基準があります。だからそういった診断基準において、一般的に使っているような意味合いでは、トラウマとして表現しない（認められない）場合や、現在はそこまで広範囲に認められていないが近い将来は認識され認められるだろうという部分も含まれ表現される場合もあります。トラウマというものは、個人差が大きいだけにまた偽ることができるだけにしっかりした枠決めが必要になります。

トラウマと共にＰＴＳＤ（心的外傷後ストレス障害）という言葉もよく使われるようになりました。これが賠償の対象になるわけですが、いわゆる、事故や災難を体験した人が、その体験後に、心に癒しがたい深い傷が残り、精神面や身体面に何かの症状が出て苦しむことを言います。しかし、トラウマ同様、そのような体験後に心の傷が長引くか、自己治癒力で治っていくか、またどのような症状を作り出すかは個人差があり、誰が体験しても同じような結果を生むということはないのです。しかしながら、このような条件を満たした場合は、トラウマやＰＴＳＤとして認めましょうという診断基準が作られてきました。そしてその概念と基準は、今なお随時改善され書き改められているという状態なのです。

本書ではトラウマという言葉を一般に分かりやすいように、心の病を作り出している様々な原因となっている過去の出来事としてとらえていきます。それは単回性な出来事（事故や災難で作られるシングルＰＴＳＤ）であったり、反復的、慢性的なもの（長期にわたる子供時代の環境で作られるコンプレックス（複合）ＰＴＳＤ）であったり様々です。

このコンプレックスPTSDは長く議論されてきましたが、事故や災難などのシングルトラウマが作り出すPTSDの診断基準のように、公式診断項目に現在は盛り込まれていません。なぜなら正しく診断できるかの問題が残るからです。しかし、長期にわたり反復するトラウマ、例えば、幼児期を含めた子供時代の虐待やいじめなどの様々な苦痛がトラウマとなり、非常に大きなパーソナリティ上の問題を作り出しています。感情のコントロールができない、回避性が強く出る、自己感覚の変化、加害者への異常な執着、対人関係での安定感の欠如など大きな問題となっています。このコンプレックスPTSDは臨床的にも重要な問題としてとりあげられています。本書においてもこの子供時代のトラウマの問題が中心になります。

また、一般的に精神医学の分野でトラウマとまでは呼べないような要因が心の病を作り出している場合もあります。例えば、幼少期の家庭環境による心の偏りやとらわれなどで作られる後天的性格、また、勝手な思い込みにより、親や友人達と心を開いた会話ができず、人間関係の誤解などを修正することなく、過ごしてきた結果が心の病を生み出すひとつの大きな要因となることもあります。実際子供のときから誰にも相談できずに一人思い悩んできた思いや考え、誤解や性格的癖を修正してやることで長年苦しんできた心の病が治ることもよくあります。こういったことも心の病を作っていた原因のひとつであるので、本書ではまとめてトラウマと表現していきます。

それでは、実際に幼少期に次のようなトラウマを受けて育った場合、どのようなことが一般的に起こるのかを説明していきます。

子供の頃に親から十分に愛されなかったり、無視されたり、言葉の虐待を受けたり、家庭内での暴力などのトラウマを体験した人は、自分は重要な存在でなく、愛される価値のない人間、必要とされない人間だと感じてしまいます。親から虐待を受けた場合、子供にとって親はかけがえのない存在、頼らざるを得ない存在であるだけに、親が自分を愛してくれない、守ってくれないということに対して絶望感や拒絶感が植えつけられることになります。子供にとって親は絶対の存在であり、その親からの仕打ちはきわめて強力に子供の心に傷として刻み込まれます。その結果、子供は「自分は存在価値がなく、人に攻撃され、傷つけられる存在」というきわめて否定的なアイデンティティー（自分自身、個性）が形成されてしまいます。否定的なアイデンティティーを持った子供が、自分に有能性や価値を感じることができなくなってしまうことは当然であると言えます。

トラウマによる否定的なアイデンティティーを形成した人（自己否定を無意識的にする

ように育っていった人）は、心の病に陥りやすくなってしまいます。心を健康に保つためには、自尊感情や自己受容が必要なのです。言いかえれば、人は、両親、家族を始めとする対人関係の中で社会化されながら自我発達を遂げて育っていきます。そうした中、自己への価値観が育たなければ、その人の言動や意識態度において否定的になり、自分自身の存在そのものが価値あるものとして、自他ともに評価されなくなってしまいます。

したがって、そのような人は積極的に、意欲的に、経験を積み重ね、満足感を持って人生を生きていくことが、時としてできなくなっていきます。こうしたことは、親が温かい愛情でもって子供を受け入れ育てなかった場合に起こってきます。親が子供にかかわらない場合や、常にかかわっていた場合でも、子供がこうして欲しいと訴えていること、求めている感情を親が理解できず、耳を傾けずに欲求を満たしていなければ、かまっていないのと同じ結果を生みます。子供の成長と共に自我が発達していくと、それまでのように親の価値観を一方的に押しつけることができなくなります。そうなると価値観の相違で親子での言い争いが多くなっていき、子供は親に反発しながら、苦しむようになっていきます。

また、人は多かれ少なかれ自分でも認め受け入れたくない感情や特性、境遇、運命などを有しています。これらをどのように受け入れていくかが問題で、単にそれらを否認し、受け入れ難く、苦しんでいては、人生は開かれることなく壊れていきます。このように自己のもって生まれた全ての要素、環境を受け入れることができない人は、特に子供時代に家庭環境で満たされずに過ごした経緯があります。自分をありのままに受け入れて、人生のいろいろな問題を前向きに取り組むことができなくなってしまいます。

もし、このようなことに満たされているとき、人は何かにつまずいて、自己否定に陥りそうなときでも、客観的に自分を見つめ、一面においては自分の欠点・弱点を認めたとしてもそのことで自己の全面否定にいたることはなく、自己の欠点を補いながら頑張って生きていくことができるものです。自分が置かれている状況やストレスの原因を客観的に把握して、対処していけるのです。例えば、人に嫌われたとき、または相手の態度でそう感じたときに、「わたしはダメな人間だ」とか「どうせ私のことは誰も分かってくれない」「私のことを好きになる人などいない」と全面否定せずに「わたしのこういう面が嫌われたのだ。だから、このように努力していけば自分のことを、皆もっと分かってくれるようになるだろう」と冷静に客観的に自分を見つめ直し、努力することが必要なのです。

決して相手を責め、自分自身をも責めることがないようにしなければいけません。このような心の持ち方が対人関係を含め環境に適応し、心の病を引き起こすことなく過ごせるのです。しかしながら、幼児期のトラウマによってどうしてもそのように考えられない心の癖を持ってしまっている人たちは、そのトラウマをほぐし、解消していかない限り、そうしてはいけないと頭で分かっていても、自己をコントロールすることがどうしてもできません。

また、虐待を受けて育った場合は、人間関係において、無力感を持つような事態に直面すると、子供時代の虐待的な人間関係において感じていた圧倒的な無力感を再び持ってしまうことが多いのです。この絶対的な無力感への反応として、強い攻撃性や憎悪が生じてしまうのです。こういう感情的反応が、周りには理解できず摩擦が生じるので、自分自身も傷つき、周りをも混乱させていきます。子供時代、親から様々な精神的・肉体的虐待を受けたことで、自分にかかわってくる好意的な人に対し「故意に」としか思えないかたちで、相手からの暴力的、攻撃的なかかわりを引き出してしまうことがよくあります。相手のちょっとした言動に自分なりの解釈を加え、感情的に攻撃を仕掛ける場合も多く見られます。客観的に自分を見ることができず一方的に自分の理論で相手を責め続ける場合もあります。感情が治まらない限り、決して相手を理解しようとはしないのです。ゆえにお互いの言い分は平行線になっていきます。その結果、自分に無力感を感じた場合は、相手に嫌悪感や憎しみを抱きながら自らも深く傷つきます。しかしながら、時間が経つにつれ自己反省も起こってくることもあります。もちろん全ての内容や程度は、個人差があると理解してください。

こうしたトラウマの再現性は記憶や認知、感情というレベルから行動や対人関係というレベルまで様々な領域で観察されます。

トラウマの再現が、行動および対人関係レベルで起きた場合は、その人を取り巻く様々な人や対人関係を巻き込んでしまうので、その人と、その周囲に存在する多くの人に苦しみと痛みを与える結果になってしまいます。

トラウマの体験が、自分にとって親密な関係のある人々から与えられたものであり、また、それが発達の初期段階において生じた場合には、その人の基本的信頼感の発達にきわめて深刻な影響を与えることになります。

もう一度、幼少期に親によって虐待を受けた子供の場合を例にして考えてみましょう。親という存在は子供にとって切り離せない親密な、そして絶対的な依存の対象であります。その自分を保護してくれるはずの親からの虐待は、大人一般や環境に対する子供の信頼感を著しく阻害し、自分を取り巻く環境は安心できないものであり、そこに存在する他者、とりわけ自分にかかわってくるものは、いつ自分を傷つけるか分からない危険な存在だという対象イメージを形成することになるのです。

こうした「攻撃を受け、傷つけられる存在」としての自己イメージと、「自分を責め、暴力を向けてくる存在」としての対象イメージとの間には、攻撃的で虐待的な関係が存在することになります。そして、現実に環境内でなされた行為が、こうした「虐待―被虐待」という枠内で認知されることになり、虐待によるトラウマを抱えた人は、本来はそうした意図のない中性的な他者の行為を虐待的なものとして認知する傾向を示すようになるのです。

例えば、母親または父親が、いつも不機嫌な表情で、そのときの感情に任せ子供を殴っていたとすると、不機嫌な表情をした親と同年代の人が自分の周りにいることに気づいたとき、殴られるのではないかと不安で怖くなり、脅えるようになってしまいます。

このように、これまでの経験によって、何ら害がない相手と自分との関係の基本概念が、トラウマの影響によって変容します。そして、変容した概念が、トラウマを生むような刺激ではなくても、トラウマチックなものとして認知され、そこにトラウマとなった人間関係や出来事、当時の心情が再現され苦しむことになるのです。

また、人間関係の些細なことに怒りが込み上げてきたり、恐怖感や緊張が起こったりして自分では苦しんでいるのに、周りの人にとっては不可解で理解しがたいがゆえに、迷惑がられて相手にされなくなることさえ生じます。

さらに、些細な刺激をきっかけに激怒したり、もしくは強い悲しみや抑うつ感を訴えたりする人もいます。欲求不満や悲しみを覚えるような事態において、怒りの感情を爆発させ、一種のパニック状態に陥るという傾向が見られることもあります。このように、トラウマを受けた人には感情のコントロールの障害も生じてきます。

感情をコントロールできないという問題には、ふたつの要因があります。

ひとつには、現在の対人関係などにおける何らかの刺激が、トラウマとなった過去の出来事を彷彿《ほうふつ》させ、現在の状況とは関係のない心の反応を無意識のうちに引き出してきます。こうした場合、その人は、現在の状況とは無関係と見られるような感情や情緒を表現することになり、周囲にいるものはそうした表出を、コントロールを失った不適切なものと認知することになってしまいます。

もうひとつには、トラウマを与えるような養育環境が、感情の調整機能の発達を阻害する可能性があるといえることです。人間の感情調整能力は、養育者と子供との関係の中で育まれ発達していきます。出生後間もない乳児は自分で感情をコントロールする能力を持っておらず、快、不快のいろいろな感情を直接的に表現することは言うまでもありません。そうした乳幼児が怒りや悲しみなどの否定的な感情を表現している場合、親などの養育者がその子を落ち着かせるために声をかけ、やさしく慰撫することによって、子供は次第にその感情をやわらげていくことができるようになります。このように自我が自分の感情を調整するという能力を未だ備えていない幼い子供にとって、あやしたり、なだめたり、触ったり、抱いたりといった養育者のとる様々な行為が感情調整機能を提供することになっています。感情調整機能の提供は、否定的な感情に限ったことではなく、例えば子供が喜んではしゃいでいるときには、養育者がその子供に同調することで、子供の過度な興奮は調整されます。

親子の心の交流やスキンシップが十分に行われなかった結果がストレスに弱い、トラウマに弱い体質を作り出していくと考えられます。

乳幼児期に家族など身近な人によって受けた苦痛は、自分以外の他人を同じように自分に苦痛を与える存在として無意識的にみなすようになります。もちろん意識的には自分に苦痛を与えた人物とそうでない人との区別はついていたとしても、無意識的には自分以外の全てが対象になってしまうように対象が広がっていくのです。それが対人恐怖・緊張を作り出すこともあるし、人間関係に様々な支障をきたすことになります。

しかし、子供時代に自分が置かれている環境が辛いものであるという自覚がない場合もあります。そのような場合は当時のトラウマを意識では認知できなくなっています。こういう人の場合は、催眠面接により、心の深い所に抑圧されているトラウマを気づかせてやらなければトラウマは解放できません。催眠療法（トランス状態）の中で、無意識の中に抑圧されたトラウマをその上層部に引き上げ意識化させることで、トラウマは徐々に解消されていきます。そうしてさらに自分自身を客観的に見られるようになり、今までの一方的な親または他人への満たされなかった要求がほぐれ治まってきます。どうでもいいやというこだわらない気持ちが芽生えると同時に過去に縛られることなく、未来に目を向けることができるようになってきます。

トラウマの苦しみは、トラウマを受けたものしか分からない。特に人間関係で起こる症状は、自分の意識のコントロールを超えたところから襲ってくる感情や観念に耐えなければならないと思っても耐えられないのです。周りの人たちから、どうしてそうなるの、もっとこういう風にすればよいのにと言われてもそうはできないのです。トラウマの影響で自分の中から襲ってくるある感情を抑えることは意識の力だけでは不可能といえます。

治療家側の努力と向上

相談者の心と向かい合うために、そして人の心を理解するために、治療家はまず自分の心と深く向かい合い、心の世界を理解することが必要になります。自分の心を深く見つめることで人の心を理解できるようになります。そうしなければ、専門書で学んだ知識のみで人を導くことしかできず、非常に心細いものになります。治療家が、相談者と同じ体験を過去に持っている必要はありません。仮に持っていたとしても全く同じということはありえません。相談者と同じ体験を共有していなくても、過去の苦しみを真に理解でき、どのように導くべきかが分かることができます。相談者の心を自分の心で理解できたときに問題の解決策が見えてきます。本当に相手の心が見えて初めてその苦しみから解放してあげることができるものです。例えば、治療家が、相談者の過去の経験と全く反対の経験しかなくても（相談者は虐待を受けて育ったが、治療家は愛情深く育てられたとしても）心がどのようにその環境の中で影響を受け、それが相談者の現在にどのように作用しているかのメカニズムを、その対極である自分の心の中を深く見つめること（瞑想）で十分に理解し学ぶこともできるようになるものです。そのように自分を見つめ自分の心が分かり、心というものの奥深い本質が分かるようになるまでは、人を導くことなど決してできるものではないと思っています。

誤解がないように付け加えますが、催眠療法というものは、人の無意識の中に治療家の観念（考え方や価値観）を植え付けるものでは決してありません。またそのようなことをしても心の病が治るわけではなく、単なる洗脳（マインドコントロール）になってしまいます。そうであってはいけません。相談者の人生を正しく支え導くためには、無意識の中に何かの暗示を入れることではなく、相談者自らこうなりたいという気持ちを手助けしてやることです。相談者のこうなりたいという正しい考えを育ててやることでもあります。心を見つめる前は、相談者は自分がどのように変わるべきかが分からず、唯、今の状態から抜け出したいだけの何も分からない心理状態だと理解しなければなりません。もちろん依存性も強くなっています。治療家としてもその依存性に対し、相談者との距離を置きながら対処しなければなりません。どうにかして欲しいという依存性が強まっている状態で、それを受け入れてしまえば改善など望めなくなってしまいます。特に催眠療法といえば、催眠にかけてもらい何か暗示を入れられたら別人のように変わっていけると思って、どうにかして欲しいと強く頼ってくる人もいます。依存される傾向が強くあります。しかし、依存関係を作り出してはいけないのです。

また、催眠とは相手を簡単に変えてしまうような魔法ではありません。テレビの影響でしょうが、催眠の現象が一般に正しく理解されていないということがあります。人の心は、どうでもいいことは一時的に暗示を受け入れますが、あくまでも一時的です。人の無意識から働きかけている力や症状に対して、催眠暗示によって長期的に影響を与え続けることは簡単にはできないのです。テレビの娯楽番組でやっていることはうそではありませんが、あくまでも短期的に変化しているだけなのです。時間が経てばもとに戻るのです。

しかしながら一時的であっても人の心はこういう現象も作れるのだということを知ってもらうために、私はテレビやその他の場所で催眠をかけ人を操ることもあります。

考えてみて下さい。人がもし、簡単にしかも生涯にわたって別人になれるとすれば、それほど恐ろしいこともありません。人はそう簡単に他人の力によって変化することなどあってはいけないのです。だから心の世界を見つめ、自ら悟り、自分が与えられている暗示が、自分にとって必要だと真に分かったとき、その暗示をその人の無意識は生涯にわたって受け入れるようになるものです。またそこには意識も存在していますので、自らの日常における努力も怠りなくでき自分の成長にも役立つようになります。人は、人生において、運命という言葉に逃げ込んではいけません。運命だ、運命だと言っていては、歯を食いしばり努力して、人生を切り開いている人々の人生が分からなくなってしまいます。そういう努力している人々が、いかに人生に満足し努力に比例した生きがいを感じているかを、いかに有意義な満たされた人生を送っているかを私達は自ら体験して生きていく必要があると思っています。

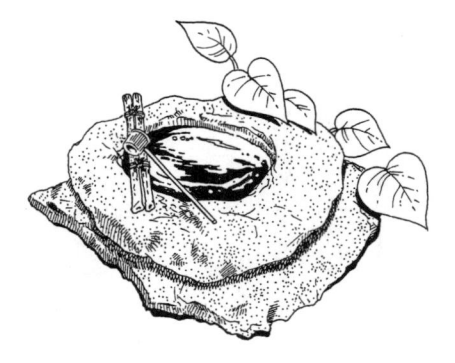

退行催眠療法とは

退行催眠とは、人の人生におけるある時期に戻って、そのときのことを感情を伴って思い出させるテクニックです。ただし誰もが完全に忘れてしまっていた過去の記憶を劇的にそのときの感情を伴って思い出すものではありません。人は様々な個性や能力の違いがあるので思い出し方もまちまちです。

しかし、その人の過去のトラウマや、長期にわたるストレスがどういうものだったのかを見極めなければいけません。そうすることで心の状態が改善されていきます。それゆえに、催眠感受性（催眠に入りやすさ）を観察しながらその人に最適な方法を模索しながら進めていきます。回を重ね催眠に慣れてくればくるほど違ったアプローチも可能になり、催眠にほとんど入りにくい人でも、より的確に原因を把握できるようになり、心をほぐしていくことも容易になります。催眠に全く入れないという人は原則として存在しません。でも、言語を理解する能力がない、集中力が散漫で思考が組み立てられない人、精神病圏内に入っている一部の人は無理というしかありません。そうでなければ、人は催眠に誰でも入れるし、入った深さの程度に違いがあるだけです。ではどちらが治り易いかというと差はありません。ただ、催眠感受性が高い程、退行催眠は入りやすくはなりますが、完治させることに意味があるわけですから催眠によく入るとか入れないとかはさほど気にする必要はありません。もちろんその人の催眠感受性によってやり方を変えていきます。

人は音楽を聞いたときに感じる感覚や、物を食べたときの味覚の能力などに違いがあるように、催眠を含め様々な分野において違った能力で処理しています。でも退行催眠の書物などに、このようにして忘れていた記憶がよみがえったと書かれていれば自分も同じように反応して同じような感覚で思い出すものと思い、そうならなければダメなような、うまくいってないように思ってしまいます。そんなことはないのです。催眠に入って遊んでいるわけではないので、目的となる過去の出来事が思い出され、原因として理解できればそれで十分なのです。

退行催眠療法でいう退行催眠と催眠による年齢退行が同一視され誤解を生むことがありますが、催眠療法に必要な症状の原因を探り出す方法として、幼児期に戻り指をしゃぶったり、幼稚園時代のお絵かきを始めたり、小学生のときの言動を再現する必要など全くありません。心の病を治すために必要なことは、その当時の自分を今の自分が客観的に見つめながら、当時の苦しかった、耐えがたい苦悩などを精神的に再体験することを私は重要視します。もちろん必要に応じて、再体験している苦痛などが限度を超えないように催眠の技法によりコントロールできますので心配は要りません。

退行催眠のテクニックで過去のある時期を振り返るわけですが、何のためにそしてどのように振り返らなければいけないかが重要になります。いまの症状を作り出している、原因となっている過去のある時期、またはある時点において、その当時の自分がその状況をどのように感じ受け入れてしまったか。あくまでもその当時の自分を今の自分がもう一度体験し見つめなおすことが必要なのです。

ただ単に過去の記憶を思い出すだけでは何の意味も持てません。症状を作り出している無意識の中に封じ込められた過去の体験を甦らせ、それを無意識の領域に抑圧せずにはおれなかった感情を修正し、その記憶を無意識の領域から解放してあげるために、今の自分の理性で当時を再体験させながら客観的に学ばせていくことで、しこりをほぐし症状を消し去っていくことが重要だと考えています。このような療法を私は退行催眠療法と呼んでいます。

退行催眠療法を行っていると、その人の過去をさらに通り過ぎて生まれる前の世界にまで戻っていくことがあります。これについては前世療法の中で触れていきます。生まれる前の別の人生にまで戻らなくても母親の体内に胎児として存在しているときのことが原因となっている場合がありそのときのことを解消することで治っていく場合さえあります。どちらにしても妊娠何カ月からどこまで胎児が記憶できるほど脳の発達があるか、言語が理解できるのかは分かりませんが、そのようなことを議論するのではなく、臨床の場において、相談者の無意識に存在しているその頃の心的ストレス、または、思い込みを解き放つことで、結果として治っていきます。

どのようにして症状が消えるか

ひとつの例として親から受けたトラウマや長期のストレスで苦しんでいる人にとって、親を許すことなど到底考えられるものではありません。しかし、そのことを恨み、こだわりを持っている限りその人の心を癒し、症状から解放することはできません。子供の頃、その子の生まれつきの性格的特性により、親に対する要求が様々に起こってきます。その要求に親が応えてくれないと苦しみ強い不満が募ってきます。そのとき、その子の個性に応じた親に対する反抗がなされ、その結果親子関係がこじれてくる場合があります。このようにこじれる原因は、親自身が引きずっているトラウマのせいだったり夫婦間のトラブルによって親が常にイラついた状態によるものであったり、様々ですが、子供にとってはそのような状況の把握ができないだけに、ただその満たされない感情だけに振り回されて心がとらわれていきます。子供時代は精神面においても知識面においてもまだ不完全な状態なので自分にとって不快に感じる世界にのみ心が動きます。

それゆえに、自分が親のおかげでいかに保護されているか、親のそういった性格のゆえにいかに自分が別の意味で救われているかという面に理解を示すことが子供時代にはできません。それができるほど成長していれば親子関係がこじれたり破壊するケースがかなりなくなることでしょう。基本的には親の人間性を理解できない子供の心の幼児的未熟性にありますが、これも仕方ないことでもあります。もちろん弁解の余地なく親が悪い場合もありますので一概には言えません。

しかしながら、どのような場合であっても、自分が変わらなければ人生を壊している症状から解放され、自分の人生を有意義に過ごすことはできないのです。人（親）を変えるのではなく、自分を変えなければ何事も解決できないことを悟ることです。自分が変わっていく中で、相手に対し見方も変化していくことで相手に対するかかわり方も変わり、相手もそれに反応して自然に変わっていくことが多くあります。それで親子関係や人間関係が驚くほど改善されていくことがよくあります。もちろん変わらないこともありますが、どちらにしても、自分の人生に主体を置くことが重要なのです。自分のために自分が変わっていくことが重要なのです。

そのためには催眠療法を行う過程で、催眠（トランス）状態を利用して無意識にどうあるべきかを語りかけていくことが必要になります。その技術は短期間で人が変わっていくことを可能にするのです。

また別の心の病においては、自分にとって不都合なことや、自分が行き詰まった状態にいることを受け入れたくないがために、それを自他ともにごまかすために、症状を無意識的に作り出す場合がよくあります。これは疾病利得（二次利得）といって、病気になることで本人が意識できない何らかのメリットを得ています。このように、何かの症状が出て苦しんでいるときは、自分の中で何かに行き詰まっている問題があることがよくあります。

例えば受験生が、親の期待に応えられないとジレンマで苦しんでいるとき、自分の能力の限界にぶつかり、引くに引けずに追い込まれたとき、人との比較の中で劣等感にさいなまれその人に立ち向かうことを観念し逃げに入ったとき、また男女間の愛情問題などは、症状を作りやすくなっています。そうして無意識的に作り出した症状を盾に現実から逃避することができるのです。いわゆる無意識がその人の心を追い詰めて壊さないように、症状を作り出し逃げ道を作ってやっているようなものです。もちろん、誰もがそのような逃げ場としての症状を作り出せるものではありませんが、生まれつきの性格や脆弱性因子（ストレスに対する弱さ）や子供時代の環境によって症状の種類と深さが決まってきます。このような場合は、このこと（疾病利得）に段階を踏みながら自然に相談者に気づかせることです。催眠（トランス）状態の中で、自分の心をしっかりと見つめさせ、今後どのように現実に対処していくべきかの決意を無意識の中に植え付けていきます。またそれをやり遂げる力を与えてやります。そうすることで前向きな積極的姿勢が心の力をさらに強め、症状という逃げ場を必要としなくなったときに心の病は治っていきます。

常にトラウマだけが単独に心の病を作り出すわけではありません。人は人情のしがらみの中で、どうしてもがんじがらめにされた人生を送っています。人は子供の頃から聞かされ教育された人情の世界を無意識的に受け入れて、それを意識するしないにかかわらず利用している面もあります。その方が相手を自分にとって得になる方へ動かしやすい場合があるからです。でもその人情というしがらみが、人を心の病へと追い込んでいくことがあります。人はこうでなければいけないとか親に対してはこうあるべきだとかいうような教えや感情に単純に、そして無批判に多くの人々が振り回されています。

よく子供に対して支配的である親がいます。ここまで育ったのは誰のおかげだと思っているのかとか、親に対する感謝の気持ちがあれば、このようにして恩返ししろとか様々な要求をされ、それができないなら親子の縁を切るとまで脅されると、子供としては泣く泣く親の要求に従わざるをえなくなります。中には家の仕事の後を継がなければ、今までお前を学校に行かせるのにかかった金を働いて返せとまで言われることもあります。

また、子供自体がよい子であろうとして成長してきたことで、親の期待に応えたいと一生懸命に苦しんでいます。こうなると子供は自分の適した人生を歩めなくなり、無意識的葛藤で心を壊していくことになります。子供は、親からの直接的要求や、間接的要求に応えなければいけないという強迫観念さえ持つようになり、それを自分が満たせないときには苦しみます。直接的要求とは、具体的にこうして欲しいと子供に向かって親が気持ちを伝えることで、間接的要求とは、子供の前で人を誉め子供に自分もそうでなければいけないと思わせ親の要求を伝えることです。これは子供が勝手に親はこう望んでいると勘違いする場合もあります。

どちらにしても、子供が生まれもった適性を重視した自らの選択ではなく、親や自分とかかわる周りの人々の意向で生き始めたとき不幸が待っています。

子供が親を不孝にすべきではないように、親たちも子供を不孝にすべきではないのです。しかし、育ててやった見返りに子供の真の幸せを奪い取っているような親たちがあまりにも多いのです。人情という理屈を盾にして周りの同情を勝ち取り、子供を責めています。こんなことでよいのだろうかと考えさせられます。こうした親たちは、子供は親孝行してあたりまえだという信念で自分の要求だけを押し付けてくる。そのような要求が時として子供の人生を狂わせるという自分の間違いに気づいていません。

または、親の価値観を押し付けることで子供が幸せになると思い込んでいることもあります。親が意図的に子供を困らせてやろうと考え、そうしているのであれば、子供はそんな親を無視して正しい道を選択しても心を痛めることはさほどないでしょうが、意図的でない場合は苦しむ親を見て後ろ髪を引かれる思いで親のもとに立ち戻ることになります。これでは親子両方の人生が壊れてしまいます。子供にしてみれば、親が死んだ後にもう一度人生を修正するチャンスもあるでしょうが、その失った時間の犠牲は余りにも大きいといえます。親にとっても正しいあり方、考え方を悟ることなく人生を終わってしまうことになり、取り返しがつかない人生になってしまいます。双方よく考えて、どちらか一方でも意味のある人生を選ぶべきだと思います。

親が子供を育てるということは、親が一方的にお金を使い犠牲を払って育てているということではないのです。子供という存在があってこそ、そして育てるという行為があってこそ得ることができる貴重な様々な体験を通して親は多くのことを学び、幸せを感じ、そして人間として成長することができるのです。子供に対し育ててやったと恩に着せる親たちは、子供が存在することによって本当は子供に対し感謝することが、いかに多いかを気づき得なかった不幸な親たちなのです。心の充足感を体験できなかった不幸な親といってもよいかもしれません。

そんな親たちは、仮に子供が成長し離れていったとしても、他人に同情を買う資格はありません。子供に見放され寂しい老後で苦しみながら人生の反省をする必要があると思っています。まだまだ人生の成長過程で学ばなければいけなかったことを学び終えてはいない大人たちなのです。子供にとって、このような親に育てられたことが不幸であった上にこれ以上親の犠牲になる必要などないのです。しかしながら、人情に負けて親に犠牲を払う人生を選択し、気づかぬうちに心の病に陥っている人が多いのが現状です。

このような状況から作られた心の病を治すためには、自分が置かれている心理的環境や考え方を客観的にそして正しく把握して、今後その環境のなかでどのように折り合いを付けていくか、変えていくかの決断ができるように指導することも必要になるのです。

また、自分が今何をしたらよいか分からない。そう悩み立ち止まっている若い人がいます。特に親の期待に応えながらよい子で育った場合、そのような状態に陥ります。自分の将来が見えないのでどのような努力をしてよいか分からないと苦しんでいます。しかし誰もが、若いときから自分がどのように生きるべきか、どのような生き方が向いているのかなど分かるはずがありません。死ぬまでの答えが、見えるような人生などないのです。

しかしながら、子供のときから親や親族に期待されて育った場合、しかも多少なりともその期待に応えてきている場合など、自分の人生よりも周りの期待を基準に将来を考えるようになっています。こういった落とし穴にはまると、もう自分の人生が見えなくなってしまいます。

何をしていいのか分からなくなったとき、今自分ができることで心が動くものに真剣に取り組むことです。将来が見えないのだから、何をしていいかと考えても答えは出ません。

しかし、人生とはよくできたもので、今与えられていること、できることを理屈抜きでしっかりとこなしていくうちに、道が開け、必ず何かが見えてくるものです。

それでは、心の病が治っていく過程と、そのなかで最も重要な、症状を作り出している背景と原因をこの後に様々な具体例を交え詳しく説明していきます。関心がある部分だけを拾い読みされても理解を深めていただけるように書いていきたいと思います。ですから、いくつもの実例の中で重複して説明していることも多々あるかと思いますが、ご理解ください。

また、心の病における症状のありかたは限りなく、こんな悩みや症状が現実あるのかと思われるほどです。本書においてはそのうちのほんの一部しか紹介できませんが、本質的にどのような心因的な症状も無意識からの何らかの働きかけがあり、心身の障害を作り出しているとご理解ください。

誤解がないように付け加えておきますが、心の病で苦しんでいる症状は、どのような理由で起こっているか、症状が起こった原因やそのまた背後にある原因とは何かを見い出すことだけで症状が消え、心の病が治るわけではありません。それだけで改善する場合も稀にはありますが、どちらにしてもどうしてそうなったのかに気づき理解することが第一歩なのです。そのうえで前に書きましたように催眠（トランス）状態で心をほぐしながら現状に打ち勝つ力を養っていきます。もちろん心の病を治す方法は他にもたくさんあるでしょう。そしていろいろな意見もあることでしょうが、私は様々な制約の中で短期間（短時間）で心の病を治すためには私自身が主張する催眠療法のやり方が優れていると自負しています。

また、原因を明確にすることは、病状の再発を防ぐこと、いわゆる予期不安（過去そうだった同じような状況で過去の症状がまた起こることを恐れ、不安が症状を作り出す状態）を起こさないためにも必要なことなのです。予期不安が起こると、再発してしまったとか、まだ治っていなかったという誤解が生じて、原因から起こる症状ではなく、不安によって作り出された症状に苦しむことになるからです。

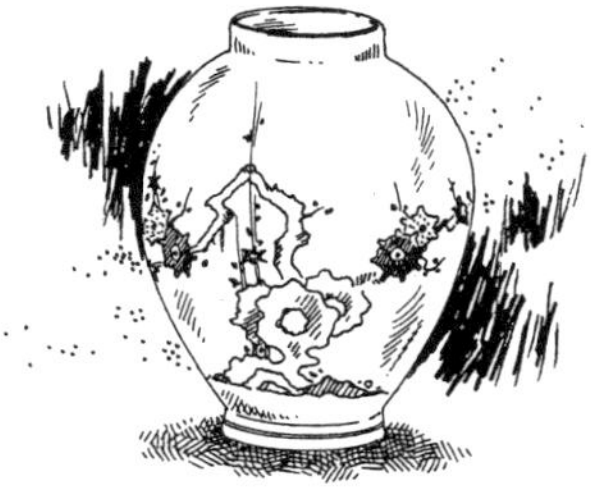

第二章　症例の実際と治療理念

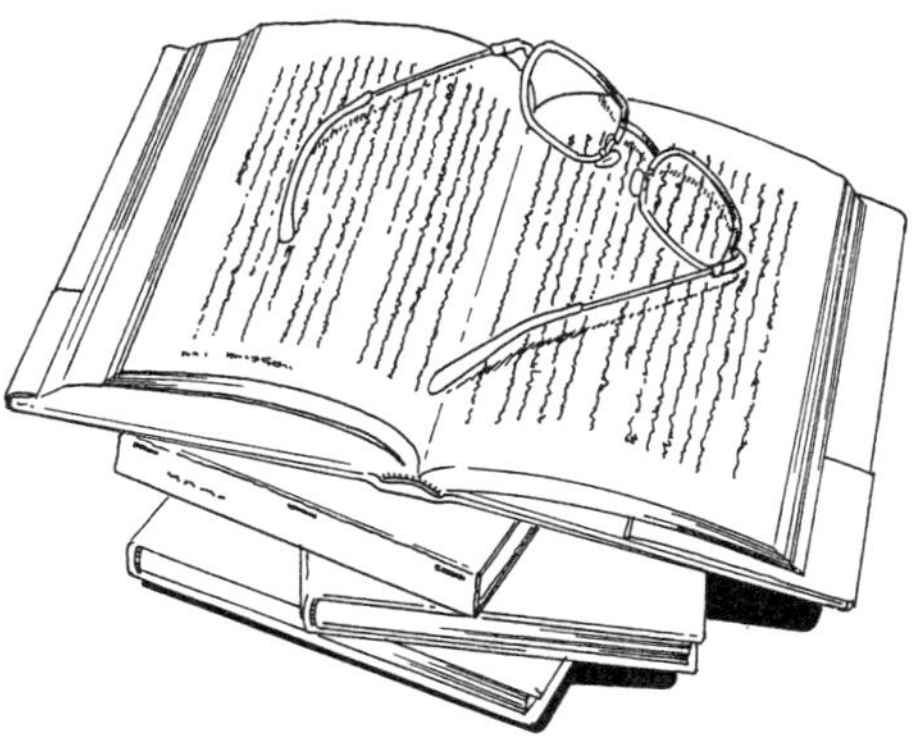

寂しくて一人でいられない

結婚十年になる三十代半ばの主婦。毎日生きることが苦痛で自殺未遂の経験もある。ご主人とは会話もなく寂しい毎日が耐えられない。過去に一度浮気を許してはもらったが、干渉が厳しくなり苦しい。干渉されすぎると耐えられなくなり逃げたくなる。とにかく寂しくて胸が苦しくなり、動けなくなったり、何もする気が起こらなくなる。毎日生きることが大変。一日過ごすことが苦しい。誰かと毎日遊んでいたいけど子供がいる主婦としてそれもできない。最近は物忘れがひどく、人の名前さえ覚えられなくなっていると彼女は訴えていました。このような症状が起きた原因を本人は自分なりに分析されていましたが、分析したすべてが症状が起きた頃のもので、症状が起きるきっかけになってはいても背後にある真の原因にはもちろん気づいていませんでした。

彼女は子供の頃（小学校一年の頃）両親が離婚し母親に育てられました。「夜になると母は自分を寝かせつけて友達と飲みに行っていました。自分が寝ると母がいなくなると分かってからは寝かせつけられても眠れなくなった。寝ないでぐずぐずしていると強く怒られるし、約束の時間が近づくと、母はお化粧を始めるので布団に潜って泣いていました。泣いている私をふすまの隙間から見て早く寝なさいと怒る。母のお化粧している姿を泣きながら見ていると早く寝なさいと怒られる。時間がくると泣いている私を無視して出かけて行く。私が寝ないのでイライラしている母がいた」と泣きながら語っていました。

母親が出て行くのが分かっているので、寝れなかった。母親がいなくなった後、布団の中でしばらく泣いていたが、たまらなくなって父親に電話していたそうです。

「自分が子供を持ってみて思うんだけど、自分の子供を夜、家に一人置いて出て行くことはできない。絶対考えられない」と怒りと悲しみをぶつけていました。

そのときのことを大きくなって母親に聞いたら、あのときはそうしないと自分がダメになっていたと言っていた。父親が女の人を作って出て行ったので自分もストレスを発散しないと自分がまいっていたとも言われたそうです。

もちろん父親の言い分もあったようです。母親はいやなことや不満があると何日も口を利かなくなる。父親が怒り夫婦喧嘩になると母親はすぐにふて寝する。そして一週間くらいは口を利かないという状態に不満があったそうです。それに対し、母親の言い分は、父親は浮気性で女癖が悪かった、そのことで口論になるとすぐ手が出るタイプなので、母親に言わせれば暴力を振るうから、そういう態度をとっていたと言っていたそうです。ちなみにこの父親は精神科の開業医であったので、経済的に不自由はなく、離婚した後も母親は仕事をせずに夜は飲み歩くことが許される環境にあったとのことです。そうしたなか、「父の浮気を責める母が男性を家に連れ込み、一緒に寝ている姿を何度か見るうちに、母を許せない気持ちと自分を愛してくれないことに対して、怒りをおぼえていった。子供の頃母に歯磨きひとつ教わることがなかった。だから虫歯も多くその痛みに耐えていた。ほとんどかまってもらえなかった。それでも自分の方を振り向いて欲しくて努力していたけれども、結局は無駄な努力であることが身にしみて分かってきた。こっそりママなんか大嫌いだと紙に書いてもみた。でも母にそれを見せることはできなかった。そして自分が精神的に孤独であることを強く苦しむようになっていった。そしてだんだんと、自分と時間を過ごしてくれる友達に救いを求め、友達に気を使いながら人に嫌われて一人ぼっちにならないように気を使い、いつも多くの友達の中で過ごしてきた」と語られていました。

こうした子供時代の影響として、現在苦しんでいる症状（孤独嫌悪）が作り出されています。

孤独という時間を子供の頃に持つということは、自己の内面、無意識の世界と触れ合う意味で必要なことでもあります。それによって右脳の世界も刺激されます。情操教育においても必要となります。また、常に人と接していたり、テレビやゲームなどの刺激を受け続けていると創造力や想像力が深く育っていきません。しかしながら、この価値ある孤独という時間を不満や苦痛を伴って過ごすことで心の病を作りだすことにもなるのです。親に見捨てられた思いや不安、かまってもらえない苦痛を幼少期に強く体験し、それがトラウマとなっている場合は、成長してからも誰かと寄り添っていないとふとした時に、当時体験した感情が無意識によみがえってきます。子供にとって親は切り離せない存在だからこそ、悩みながらこだわりつづけるのです。どうしても意識の外に切り離せないのです。こうしたPTSD（心的外傷後ストレス障害）を消し去るためには、催眠（トランス）状態で当時の心をほぐし納得させ自立心を養っていくことが短期間で効果を出す一番の方法だと思っています。

親の愛情を受けていない

五十四歳の女性が人間関係で悩み、自分を変えたいと相談に来られました。一回目の催眠面接で、トランス状態の中、彼女の感情が高ぶり、次のようなことを泣きながら語り始めました。

「『スキンシップ』、『抱っこ』それしかない。でも甘えられない。常に怒られてばかりいるから。怒られてもいいから自分のほうに関心を向けて欲しい。そう思い両親を困らせるようなことばかりしました。わざと怒られるように……。それでも甘えたかったです。『愛が欲しい』『愛が欲しいと求めた』それしかないです。学校に入る前くらいから、この人は無理だ、母親の資格はないと分かった。自分に言い聞かせて諦めていた。自分から甘えたりおんぶされようとしたけれど常にはねのけられた。一回も受け止められたことはない。小学校に入る頃にはもう心を閉じていた。母親にとっては、かわいくない子になっていた。学校でも友達とも親しくなれない。いじめられるなかで、自分は人と違うんだという気持ちになり諦めていった。諦めて心理的に萎縮していった。自己主張をできなくなっていった」と一気に語りました。

彼女が人間関係において苦しんでいる内容は、自分に自信が持てないことと、自分に対する劣等感を萎縮した心がより深めていることです。そのため、人に馬鹿にされているような、責められているような感じになり、自分はどこか人と違って、人に愛されない人間だとか反射的に思い込んでしまっています。

彼女は両親が若い頃に産んだ子供で、両親にとっては自分達のことで精一杯で子供を育てるまでに至っていなかったようです。子供に愛情を注げない両親のもとで「おまえはダメだ」とか「馬鹿だ」とか「あっちにいっとけ」とか邪魔者扱いされた結果、愛情を求めながらも心を閉ざし、両親の別居後は母親に捨てられ、愛人と一緒に暮らす父親に引き取られ、その愛人からも相当な排斥を受けて苦しみます。高校卒業後、早く自立したくて仕事につき、両親からは解放されましたが、今度は職場の人間関係でぼろぼろに苦しめられていきます。

彼女は二十七歳のときに結婚します。子供が三歳のときにご主人が浮気をしていることに気づき、どうしてもご主人を信じられなくなったそうです。でも当時の生活を大事にするあまり、離婚に踏み切れず、頭がおかしくなったこともあるといいます。薬物、酒、過食と苦しみ、寝ている間に主人を殺そうと思ったこともあるそうです。その頃、主人を殺せ殺せという声が自分の中で聞こえていたということです。自分が死ぬために手に入る薬は、何でも飲んでいたせいか、今でもその時の副作用に苦しんでいると言われていました。

子供の頃、親から「おまえはダメだ」とか、「馬鹿だ」とか、「つまらんやつだ」とか不幸にも言われ続けて育つとそれが暗示となり、自分は劣っていると卑下し、暗示を受け入れてしまうものです。「馬鹿だ」と言われてそうなんだと認める。自分はそうなんだ、馬鹿なんだと無意識的に言い聞かせる自分と、いや違うと否定する自分との葛藤の中で、その当時のストレスの大きさにより程度の差はありますが、結局は親からの暗示を受け入れてしまうことになるのです。

そうではないと否定する自分がいて、何かをやってみるんだけど、もし失敗すれば「そら見ろ」と言われて「やっぱりそうか」となってしまうケースが多いのです。そういったことを繰り返しているうちに、何歳になっても心理的に萎縮し自分に自信が持てない。人から人格や能力を否定されて、自分では納得がいかないことも認め、受け入れるしかない人間になってしまいます。

彼女のケースにおいては日常生活で、少し強気のときには自己主張をしてみることがあっても、弱いときには萎縮し自分を抑えつけてしまう。その日によって波があり、頭と心の意識が合致しているときは落ち着いていられるが、それができないときはパニックになってしまう。

とりわけ急な出来事には冷静な気分で対処できない。落ち着いているときは自己主張ができるときもある。

このような心理的な萎縮があると、職場においてもストレスが多いので、仕事を辞めようかなという気分がフツフツと起こるようになります。そういう状態なので朝、具合が悪くなり、職場に行けないこともよくあったようです。それでも頑張って行っていると今度は、身体にまで変調が起こってきて、人の目が常に気になったり、その他の症状が出て苦しむようになっていったようです。

子供の頃の環境は深く無意識に根ざしていきます。その頃の心の状態は、まだ未熟であるがゆえに、身近にいて自分が頼っている人からの言葉をそのまま無批判に受け入れてしまいます。

例えば、幼い子供は外で走り回っていて、転んで膝を擦りむいたとしても、親が「痛いの痛いの飛んでけー」と言うと、今まで泣き叫んでいたとしてもすぐに泣きやみまた駆け出して遊びます。怪我をしたときに、見ず知らずの大人が同じように語りかけたとしても子供はその言葉を受け入れ泣きやむことはありません。やはり自分の親もしくは自分にかかわっている養育者でなければ効果が及ばないのです。このように親の言葉や身近な養育者の口にする言葉は恐ろしい程の暗示の効果があるのです。この時期に子供がどのような環境で、どのような言葉の中で育つかが、その後の人生を左右してくるといっても過言ではありません。

彼女のように子供時代に不幸にも与えられたマイナスの暗示や親からのストレス、苦しみながら心の深層（無意識）に抑圧していった様々な思いによる心のしこりなど、うっ積した感情を、時間をかけても解放してやらなければ、自分を変え人生に生きがいを感じることはできません。そのために無意識を活性化し、うっ積した感情を発散させるために催眠療法があると言えます。

親を殺したくなる

次のような症状を訴えて相談に来た二十歳の女性の例を見てみましょう

「自律神経失調症と対人緊張を治したい。中一のときに体調が悪くなり、一年間休学した。その後も治らず、人と会ったり、外出ができない。人にかかわると緊張が高まり過呼吸になったり、頭痛や身体のしびれが起きたりするときがある。トイレも近くなる。特に親との関係が最悪」と訴えていました。過去いくつかの催眠療法を受けたが治らないので、人生を諦めかけ、自分がこんなになったのは親のせいだから、親を殺してもちっとも悪いことではないとまで思い込んでいると話していました。何度も親を殺そうと思い、包丁を隠し、親のもとに向かったことがあったそうです。自分はこれほど苦しんでいる、自分をこのようにした親の存在を消し去りたいと恨みをぶつけていました。彼女は兄と二人兄妹で彼女が幼稚園年長のとき兄はすでに中一でした。その兄はまもなく登校拒否になり、ほとんど三年間学校に行っていません。兄は家庭内ですごく恐い存在で親もどう対応してよいか分からなかったようです。非行ではないが、真面目で神経質な性格でした。外に出ることができず、家で暴力を親に振るい暴れるだけでした。彼女は、自分を常に無視していた兄の目を見ることができなかったし、兄と二人で家にいることが恐かったそうです。

兄は十六歳になった頃から調理師の免許を取って夜勤で働いていたようです、夜中の三時に戻った後、家の中でうるさくしても、親は気を使ってそっとしており、好き勝手にしていたようです。兄中心の生活が続き、彼女が起きている時間には兄が寝ているので、〝音も立てられず苦しかった〟とのことで、夕方五時に兄が家を出ると、それからはホッとしたということです。

彼女も中三のときには不登校になっており、その後フリースクールみたいな所に行って卒業後、受験し高校に入りましたが、また通えなくなっています。十六歳の十月に、家を出る決心をし、親に部屋を借りてもらいコンビニなどでアルバイトをしていましたが、三カ月くらいしか続けることができなかったようです。翌年の五月には家に戻ることになりましたが、家にいる限り安泰な生活ができず、彼氏の家に強引に引っ越ししたとのことです。このような環境で過ごしてきたことで苦しみ、症状に打ちのめされていた彼女も九回の催眠面接が終わる頃には、一人で行動ができるようになり、親を許す心が芽生えていくなか、実家に帰り両親と楽しく食事もできるようになっていきました。

彼女自身本当に苦しい子供時代だったと思います。しかしながら、長期にわたる子供時代のストレスを自分の心の深いところから放出しなければ、自分のこれからの長い人生が苦しみの中で終わってしまうと悟られたのです。そうした心の中に巣食っているよどんだエネルギーがいったん放出されれば、心が軽くなるばかりか、両親がやってきたことは正しくなかったかもしれないが、これまで決して自分が見捨てられていなかった、自分も両親に迷惑を随分かけたなということにも心を向けることができるようになっていきました。その結果、催眠療法による暗示も彼女の無意識が素直に受け入れ彼女を苦しめていた症状も消えていきました。

子供時代の環境（不安神経症）

子供時代の環境が、結婚後にどのように影響するかという例をみたいと思います。

五十三歳の主婦の例です。九年前に血圧が高いと診断されていたが、そのまま暮していた。四年前に脳出血で倒れて以来、自分で処理できたようなことが、できなくなった。病気（脳出血）になって医者に注意を受けたことが、頭から離れず怖い毎日を過ごした。それ以来、病院で血圧を測ろうとしても緊張して血圧が高くなり、正しく測れない。ちょっと頭痛がするだけで怖くて居たたまれない。また、倒れるかもしれない……という不安を訴えて相談にみえました。

催眠療法を始め、三回、四回終わった後も、「なぜこういう症状が自分の中に起こったのかという原因は理解できたけど、ここ最近楽になってはいると思うけど、どうしても病気に対する不安とか、以前倒れたときのようなことが起こらないかという不安が取れない。いつもどこかが痛くなるし怖い。この不安が本当に治るのだろうか」と何回も訴えておられました。そうして催眠療法の回数を重ねていくうち、症状（不安神経症）が治まり、不安を乗り越えられた九回目の催眠面接のときに話された内容をここにかいつまんでご紹介します。

初めに私が次のようなことをまとめの意味で語りました。

「結婚後あなたは、子供時代に満たされなかった心の渇望をご主人に対し無意識的に強く要求してきました。でもその要求はあなたとは違う環境で育ち、性格も違うご主人にとって深く理解ができなかった。それでもご主人は、あなたの要求に十分応えようと努力されたが、あなたの慰めにはなりませんでしたね。あなたのこのトラウマによる要求は、たとえ十の要求を十満たされたとしても、今度は二十、三十と要求がエスカレートしていくもので、満たされても、満たされてもお互いを苦しめるものになっていきました。また、普通の要求であれば、要求の九割も満たされれば満足できるものだが、トラウマの影響がある場合、満たされていない一割の部分に執拗に焦点が当たり、許せなくなり不満に苦しむようになります。このように普通とは違った心の状態に振り回されていると、いろいろな病気（身体疾患）を作り出し、いつもどこかが痛くなるものです。

あなたの場合、ご主人にかまってもらいたい気持ちが、不安という心の症状を生み出したということは、もう十分に理解されていますね。あなたが今までの催眠療法で自分を見つめ理解できたことを今日はまとめてみましょう。

もう一度言いますが、結婚後、一番身近であり、あなたがこれからの人生で頼りとしたい、いやしなければいけない相手であるご主人に対して、あなたが子供時代に満たされなかった心の渇望を無意識的に強く求めようとしてきたこれまでの人生を振り返り、確かにそうだったなと、心がほぐれ固執しなくなっていった過程を整理するように振り返り、話してください」という指示を出しました。

「本当にそのとおりですよね」

「あのー、ほんとに主人はやさしい人で、受け止めてくれているのだけども、そのひとつが終われば、次というようにずっと際限なく相手を翻弄させてしまっていました。だから私の要求自体を主人は分からなくなって、もう私とどうかかわってよいのかも分からなくなり、私や、私の要求にたいして振り向かなくなってきたと今は思います」

「今はもう十分私自身がそのことを分かってきたので、自分にゆとりが出てきて、全てを許しているのかというと、まだ疑問はあるけど、自分の中ではいまは主人が何をしても許せるようになっています」

「まー仕方ないよねー、こういうところは長年そうしてきたのだから言ってはみるけど、できなかったら仕方ないなーって」

「まーいいやという気持ちが随分できてきました。前は『何でそうなの！』、と思っていたけど、そうしたら平行線ですよね。でも、いいかそうよね『うんうん分かった』と言われても『そうよね』、『分かったという返事になるよね』とほんとうに自分で受け止められるようになっている。それだけ自分にゆとりができてきています」

今は以前みたいな強い不満も起こらなくなっているのですね。

「ずいぶん自分でも楽になっているし、ほんとうによい方向に行っていると自分でも満足しています」

「あー随分よい方向に行ってるなーと思い、生活していると私も楽です。またやさしくなり、あまり追求しなくなっているから、主人自体もすごく私を振り向く回数が多くなったと感じています。以前は、何か言うと構えて言っているし、こう言ったらこう言う、ああ言ったらこう言うことは主人も分かりますよね。長年付き合っていると性格というものが分かり、流れが分かりますよね。だから主人は『こうくるからほったらかせ』という考えになっていたと思います。それが今は主人が何か言ったら、私が『あーそうよね、そういう考えもあるよね、そういう方向もあるのよね、ひとつじゃないよね考えは』とか言ったりすると、主人は『うん』という感じで、なんて言うか実のある会話というか、よい関係になれてとっても嬉しいですね」

結婚当時は今のような心境になれず、そこですぐに喧嘩になっていたというわけですか。お互いに分からない頃は、ぶつかり合っていたということですか。

「最初はぶつかっていたというより、私が我慢していたと思います。結婚当初は、主人が帰って来るときには、きちっと食事を作って待っている、帰りが遅いときは食事をせずに、寝ないで待っている、というような献身的な奥さんの役をしていました。主人が飲んで帰ってきて粗相をしても、文句ひとつ言わずにきちっと掃除したり、かたずけをしたりしていました。主人は子供のときから、手をいっぱいかけられて育てられているので、それを望んでおり心地よかったと思います。そうした生活の中で、よく分からないけど私の中で少しずつ不満が出てきたと思います。主人は外に目を向ける人でしたから、会社の方向に常に目を向けていました。そして、女性は家庭を守るものだと思っていた人ですから、私もそういう風に努力してきました。主人は休みの日も仕事の延長で、いろいろな用事で出かけていました。私としては土日くらい家にいて欲しいと思っているのですが、マージャンとかゴルフとか言って出て行くので、私としては家を顧みてくれないと思ってしまうわけです。そういう状況が続いて、最初は言葉ひとつでは振り返らないから、ひと言、ふた言いってだんだん言葉で要求するようになっていきました。最初からしつこく言っていたわけではないんですよね。そのうちに振り向いて欲しいと思うことで、どうにかして振り向いて欲しいと強く思うようになりました。子供が家にいたときは、まだよかったんですが、十年くらい前、二人で生活するようになったときから、主人がいろいろな所に転勤して行きました。転勤先では知らない人ばっかりなんですよね、そうなると主人を待ちますよね、そうしたら家の中にじっと閉じこもっている時間が長くなって、そこらへんでいやな感情がもっと出てきたような気がします。

私を振り返ってという気持ちが強く出てきました。でも主人は仕事で忙しいし、お付き合いもあるし、自分一人で、マージャンしよう、ゴルフに行こう、飲みに行こうという人ではないんですが、結局接待とか、誘いとかでいやと断れないから、すべて行くから時間がない、主人にとってそれは仕事として処理される。しかし、それは私には仕事でないと思ってしまう訳ですよ。見てないから分からないわけですから、やっぱり自分の寂しさをどこかでまぎらわせたいという感じが強かったんですよね」

ご主人はあなたに対して思いやりがあったと思われるのか、欠如していたと思われるのかどうなんでしょう。

「思いやりはあったと思うんですよ。でも、器用にできなかったと今は思えるんです。日曜日にたまにいるときには、『ドライブしよう』とか声をかけてくれていたから、全くほったらかしているわけではないんですよね。だけど一カ月に一回くらいしか休日にいない。私が一人家にいて寂しいと言うんだけれど、その寂しいという意味が分からなかったと思うんですよ。主人は仕事のことで一生懸命で、四六時中働いている状態ですから、私と同じ環境にいないので分からないだろうし、寂しいと聞けば寂しいんだろうと思うんだろうけど、本当にどのくらい寂しくって苦しんでいるか分からなかったと思います。『生活がきちんとできて、家にいて、習い事しようと思えば習い事もできるじゃない、自由な時間はいっぱいあるから、自分なりに時間を自由に使ったらいいんじゃない?』と言うくらいだから」

「私が勝手にほったらかされていると思っていたんですよね。会社の話を特別する人ではなかったから、会社での主人の状態も分からない。ただ、私が一生懸命食事の準備をしても、今日も遅くなる、今日も遅くなる、という感じなので、私自身、食事作るのもいやになるし、作ればそれをずーと自分が食べなければならないし、本当に置いてきぼりで辛かった……。今は会社のこともしゃべってくれるようになったので、辛いだろうなということも分かります。これは主人が変わったわけではなく、私自身がよい方向に変わったんかなーとみているんですよ。主人が変わったんではなくって、私に少しゆとりができて、話なんか普通に平常心で話したら主人も話してくれるようになったんだろうなと思うようになったんですよね。前は自分では構えているつもりではなかったんですけど、構えて話すと、何かの流れで、この次は何か言われるんではないかと主人は思っていたんですかね。最初から文句言おうとしてものを言いませんから。だけど流れとしては、やばいと思ってしまうんではないですか。そうすると人間、状況が悪いと感じ、この場をどう切り抜けたらいいかと思うと、もの言いませんよね。もの言わなかったら終わるんじゃないかと思っていたんではないですかね。今はもう向き合って話すようになりましたから。だから主人が特別変わったわけではないと思います。私自身がよい方向に取り組めるようになったんで、相手も構えなくて済んで、話せるようになったんかなと思っています」

ご主人との会話は平行線になるからということで諦めていたのですか。

「そうですね、お互いに我を出しますから」

「主人はお付き合いをしないといけないというんですよね、私はそこまでするのは仕事ではないんじゃないの、たまには振り返ってもいいんじゃないのと言っても平行線ですよね。そうすると黙りますよね、黙るから納得しているのかなと思うと、翌日同じことをしますから納得していないわけです。そういう生活が続いたんですよね」

「だからと言って私が何をしようと何ひとつ注意をする人ではないですから、レールからはずれない限りは、全てが許されていました。ただ、話をして、そういう考えはしない方がいいんじゃないのとか、そこまで飛躍して話さないほうがいいんじゃないのとか、そういう注意は受けますけど、私が文句を言っているわけだから、意味がないということになりますよね」

「飛躍したり昔のことを掘り下げたりしてると主人は何にも言わなくなる。そうすると私が、ほら自分のゾーンに入ってしまったでしょうと責めることになる」

「卑怯でしょう。何にも言わないから、また、わたしが次のことを言わなければいけなくなるでしょうと言うんですよ」

「私が言ったときにきちんとそこで対応してくれたら、そこで終わるんじゃないのと言ったら、主人は『飛躍しすぎたら、話をしようがないじゃないか』みたいなことを言う」

結局その頃を振り返ってみると、仮にご主人があなたの話に対応されていたとしても、あなたは納得していないでしょう。

「全くしていないんですよ」

何と言われても同じでしょう。

「そうです。そうです」

でも何か言われないとそれが許せなく腹が立つわけでしょ。

「そうです。そうです」

「何を言われても腹が立つし、受け止められないし、言わなきゃ言わないで逃げてると思うんですよ。結局私が相手を追い詰めているんですよ」

「追い詰めてると、分かるんだけど、そこで何か言って欲しいと思っていました。今はそういうことをすることはよいことではないと、やっぱり自分が相手の気持ちを本当に欲しいと思ったら、自分の気持ちも素直に言って相手の言ったことに対しては、聞く耳をもってきちんと受け止める。そうしたら、きちんと応えてもらえるということが分かったので、自分が客観的に見るというか、相手が今までと変わらない気持ちで言葉を言ってても、受け止められるようになりました。特別相手が言葉を変えたりする人ではないですから」

その当時ご主人はあなたのことを諦めておられたんですかね。

「この人はこういう性格だから言い出したらきかないからほっとこうとか」

ご主人はそのように諦められてたんですか。

「最初はずっと言ってたんですよ。いつも言うんですよ。何か話してると、こうだ、ああだ、こうだと言うんだけど、それでも私がずっと言い張っていくから、『もう言いようがないね』と言って黙ってしまっていました。本当に主人を追い詰めていたんですね。絡んでいたんですね」

「例えば、『飲みに行かなきゃならない』と言われると、『三回に一回でいいんじゃない』と言ったり、『後の一回は家を振り返って』と言うと、『会社がそういう状態じゃないからできないんだ』とか言われても、ひとつ返答があると絡んでいくから、相手はどうしようもなかったんじゃないですかね」

ご主人はあなたを受け入れて我慢されましたよね。我慢できないタイプでしたらお互いに喧嘩して離婚になっていますよね。

「そうです。だから私が何か言うと、『十が十、全てがよい人なんかいないよ』と言われていました。悪いとこを見るときついし辛いから、よいとこばっかり見たらいいんじゃないの、俺はそう思うよ。だからお前自身をよその奥さんと比較したことはないし、お前のいいところを見るようにしているから、お前も俺のいいところを見てくれ』と言われていました」

ご主人が会社の女性にもやさしいから嫌だったということも言われていましたが。

「やさしいんですよ。相談に来られたら、親身になって一生懸命相談に乗ってあげて、自分ができる範囲のことを全てしてあげる」

「そうしたら私や家のこともしてよとヤキモチ妬いてしまう」

「本当に若い子の相談とかすごく多かったんですよ。女性の方で主人に救われたとか、本当に親身になってくれるこういう人に巡り会えてよかったとか話されると嬉しい半面、私が相談したとき、それくらい親身になってくれたらなとかヤキモチも妬きますよね」

「主人自身は、家庭は私が守っているから、ほったらかしていても大丈夫だと思っているようでした」

他人の場合は、あなたがご主人に甘えるような甘え方はできませんから、他人の場合は手を差し伸べやすいんですよ。あなたの場合はちょっと違った角度から迫ってくるから、手を差し伸べにくかったんでしょうね。

「私が絡んだら、『どうしたらいいのかな』といつも言われていたんです。『掘り下げもせず、飛躍もせず、今の問題をそこひとつで解決すればいいのに、どんどん飛躍していったり、どんどん掘り下げていったら、応えようがないよ』とよく言われてました。『そんなに追い詰めたら人は苦しくなるよ。自分も辛くないの』と言われていたんです。でも、私の気持ちが分かるまで言った方がよいと思って言っていたんです。今はそれがなくなってるから、主人も普通に話すようになったんです」

ご主人は人の相談にのってあげて感謝されるようなできた人だから、あなたの気持ちを十分とらえていたと思うんですよね。でも当時お手上げ状態だったんでしょうね。ある意味ではご主人だって、欠点もあるでしょうけど、あなたはその欠点ばかりをついていたわけですよね。あなたが求めていたものは、自分に対して注意を向けて欲しい、愛情を注いで欲しいということですよね。

「そうです」

だから他人にしてあげてるのを見ると、自分が損をしたような不満感がでてくる。もっともっとと要求している。子供の頃満たされなかった部分をご主人に要求している。

あなたは子供の頃、父親に十分かわいがられていませんでしたね。

「子供の頃は父の愛情を求めていたと思います。しかし、父が夜になるとよく出かけていたので、私は寂しかった。父は威厳があって近寄りがたかったけれど、夜、父がいないということが寂しかった。結婚後、主人が酒を飲んで、夜帰ってくるというのがどうしても許せなかった。夜遅く帰るのがとっても嫌だった」

「仕事で遅くなったり、出張のときはなんとも思わないのに、お酒を飲んで帰ってくると、遊びととらえてしまうのか、仕事ではないとどこかで思ってしまうのか、とっても嫌だったんですよね」

「子供の頃から両親に特別かまってもらったという記憶がないんですよね。だからかまってもらいたいという要求が強いと思います」

「両親からの愛情がもっとあったらと思います」

「父とも、もっと近寄れていたらよかったかなとも思います。今でも男性の前にいくと私自身が萎縮します。男性と一対一になると緊張しています。子供の頃から父のそばにいったら、緊張感を持って父には接していたと思います」

「同級生が父親と仲良くしているとうらやましいと思いました」

「父の愛情がない分だけ母にすごく求めてたんだけど、母は忙しくて私に十分愛情を与えられなかったので、母親と仲良くしている子がうらやましかった」

「ある年齢になってくると父のことを嫌いだ、むしろ死んでしまってくれたら心が向かないから、どんなに楽だろうと思うときもあったけど、無意識のうちではかわいがって欲しいという気持ちが強くあったと思います」

結局、この女性は、このように自己分析ができ、心もほぐれていくうちに、自分が苦しいと思ういろいろな病気に関しての不安感をご主人にぶつけることで、ご主人の気持ちを自分の方に向ける必要がなくなっていきました。その段階で初めて自分に必要な暗示を催眠下で受け入れて完全に心の病から解放されていかれたのです。

彼女は本当に寂しかったのです。七人きょうだいの末っ子で、ほったらかされていた。一番上とは十六歳離れていて、彼女は両親の愛情は無かったように感じて育っています。母親が好きで母親の愛情を求めはしたが、生活が苦しく母親は仕事に追われて、生きることが精一杯だったようです。

父親はとても厳しかった。父親に対しては緊張の連続だったようです。「母をいじめているように見えていた」とも話されていました。子供の頃から、母親を助けなきゃという気持ちが強かったようです。母親は耐える人で、母親が一人泣いている姿を見て育っています。

幼少期は近所によく預けられていて、すごく寂しい思いもしています。「預けられているときはおりこうさんにしていなければ、めんどうをみてもらえないので、一生懸命に気を使っていた……」とも話されていました。「今も、何でこんなことが言えないのと思えることが言えない。自分を抑えている。人を気使っている。いつも緊張しているように感じる。我慢をしていろいろな感情を自分の中に押し込んできた」とも訴えています。また彼女は、相手に尽くすことで自分も尽くしてもらえると願って過ごしていました。

夫婦間で一方が相手の子供時代に手にすることができなかった要求を全面的に受け入れて、愛情で包んでやることもひとつの夫婦愛の形かもしれません。しかしながら、心の傷が深ければ深いほど際限ない悩みの淵に相手を陥れ、症状を深める場合もあるということを考慮しなければなりません。トラウマが深ければ深いほどお互いにとってよい結果で終わらないことが多いのです。子供がいたら子供にも悪影響を及ぼします。

両親の一方が、情愛が深く相手を包み込む場合も、手におえなくなって一方的に折れていく場合も、離婚に踏み切るか、離婚できず無視する場合も、皆相手の症状と夫婦間のドラマで子供たちも共に影響を受けています。それがまた子供たちのトラウマになっていきます。

無意識の世界からの働きかけというものは、本人の意識を超えて起こってきます。だから何で自分がこのような状態になっているものか理解ができません。それゆえに子供時代、心の中で親を責めていたと同じように相手を責めていきます。仮に原因を分析し理解したとしてもそれだけでは解消しません。頭ではいけないと分かっていても、どうしてもそのような感情が起こってくる。どうしようもなくもがくことになります。本当の夫婦愛とはトラウマを受け入れ、それに付き合っていくのではなく、それを乗り越えることができるようにトラウマを理解し解消する努力をお互いにしていくことではないでしょうか。

このような無意識からの働きかけはなぜ起こるのでしょう。なぜ本人が苦しみ、一生薬を飲みながら過ごさなければならないような心の病を作り出すのでしょうか。

無意識は言語をもちません。だから言語以外の手段で間違った心の状態に対し警告を発していると考えられます。人はストレスを受け過ぎてくると、その人の心と身体を壊していくことになります。さらにその状態を放置し持続させていれば、生命にかかわる取り返しがつかない身体的病気になってしまい手遅れとなることでしょう。だからそれを阻止するための警告として、心の病（症状）を作り出していると考えてみてください。心の病が作り出す身体症状は、一部を除いて初期の段階では器質的に何ら異常はないのです。身体的にどこも悪くなってはいないことを忘れてはいけません。だからこじらせて器質的な異常が出る前に、その警告のサインに気づかなければならないのです。自分を見つめ直しストレスを受けないように心の状態や生活環境を修正することで、警告としての心の病はその役目を果たし消えていくものです。しかし、こじらせ過ぎると手遅れになり面倒な世界に入っていきます。どちらにしてもその人は心か身体のどちらかの病気にかかる状態にいることを理解してください。一時も早く、無意識からの警告（症状）に気づき対処することです。もちろん、いじめや親からの虐待などを受けている子供達は自力だけではどうしようもできません。だから、早く周りが気づき保護することでそのようなトラウマを解消し力強く人生を生きていくチャンスを与えてやりたいものです。

心の病は本来治すこと、乗り越えることができるものです。無意識は自分自身を敢えて破壊しようとは願っていません。むしろ助けようとしています。人の無意識は特殊な場合を除き自己の生命を守り助けるために存在しています。

いわゆる自分の生命維持の働きをする頼りになる力強い見方なのです。

共依存症

あなたは、もし人が自分を利用しようとしていることが分かればどのような思いで、どのように対処するでしょうか。そんなこと絶対に許せないと思う人には理解できないでしょうが、時として人に利用されることを望んでいる人もいるのです。

人に頼られる。それが明らかに利用されていると分かっていても、人から頼られる心地よさを撥ね返せないのです。人に頼られるということは自分がその人に必要とされているということであり、自己の存在価値が認められた喜びさえ感じているのです。人によってはもっと自分を利用してくれと心の中で叫んでいることさえあります。

このような人は子供の頃から、自分は親に必要とされていないと感じながら育っています。特に女の子は父親との関係が希薄であり、父親からの愛やスキンシップを求めながらも満たされずそれを不満に感じながら育つと男性に利用されやすくなります。男性が自分を必要としていると感じるとその男性のために心から尽くします。自分を犠牲にしてまでも尽くすことで自分も満たされているのです。

暴力を振う男性や、仕事をしない男性と別れられない女性がいます。周りがどんなに別れさせようとしても別れられません。また、いったん別れても無駄で、再び一緒になっていることがよくあります。このような女性は、自分がこの男性から去ったら、この人はだめになる。この人には自分が必要なのだと思うことで自分を支えています。男性からの「お前が必要なんだ」という殺し文句に弱いのです。

男性との関係だけではなく、人から物を頼まれると断りきれません。嫌々ながらも請け負ってしまいます。それが自分にとってどんなに負担が大きくても受け入れてしまうのです。そのような自分に自己嫌悪を感じている場合もありますが、自分が必要とされていると思っていたいのです。このような症状を共依存症と呼んでいます。

次にあげるケースは二十代の女性で共依存の症状のほかに父親や祖父との関係で作られたもっと強い別のダメージを受けている例です。

彼女は会社で、自分がしなければいけない仕事ではないなと思いながらも頼まれごと（人がやるべき仕事まで）を受け入れてしまうのです。嫌だと言えない。断ることが怖くて自分の気持ちを押し殺してしまうのです。強い自己嫌悪があってもその会社に籍を置いている限り周りの要求に逆らえないのです。それは会社がそう要求しているのではなく、彼女の心がそのような環境を許しているのです。

その他の症状として、彼女は自意識過剰と思うくらい、社内での人の視線が気になり、気が休まらないで過ごしている。朝礼の順番が回ってくると、自分の番になる前日から、気分が落ち込んでいる。堂々と振舞えない。赤面や声の震えが心配で、そうなるんじゃないかと落ち込む。何人かの集まりでは、話の輪に入っていけない。人間潔癖症と言われる。人を拒絶し、壁を作ってしまう。親しくなる前にある程度のところまでくるとシャッターを下ろしてしまう。もうこないでというような厳しい態度にでてしまう。男の人でも、女の人でもそうされると嫌だろうから、その前に背を向けてしまう。自分に関心を持つ男性が現れても、何となく背を向けるから、高飛車だと批判されるときもある。「あなたは、もし話し掛けても答えが返ってきそうにない」と言われる。「無視されそう」とも言われるが、自分の中では全然そのような気持ちはない。みんなが自分のことを分かってくれないと悩んでいる。このように彼女は自分の心を閉ざしてしまっています。彼氏は欲しいと思うが、単なる男友達はわずらわしい。職場でも、単語でしか男性とは話せない。顔を隠すような感じで話をしている。赤面してしまう。本当は仲良く話がしたい、本音もいいながら会話がしたい。でも、会社で食事や飲み会に誘われることが、すごく嫌だ。男性とどう接してよいか分からない。男性との接し方に慣れていない。どう接してよいか不安だから避けてしまう。

このような辛い状況を作り出しているのは、彼女の幼少期からの父親と祖父とのかかわりによって歪んでしまった〝心〟なのです。

父親との接する時間がなかった。父親との会話もなかった。そして祖父は異常なくらい強く彼女を押さえつけてきた。彼女の意見も聞かず、ねじ伏せるように言うことを聞かせてきた。全てに服従させた。彼女が祖父と暮らすようになったのは、幼稚園の年長組の終わり頃からだった。それまでの彼女は幼稚園でも家でも明るく活発だった。まもなく小学校に入学するという頃に父親の実家に引っ越しして祖父母と暮らすようになった。それからが彼女にとって悲劇の始まりだった。

今までどおりに家の中で自己主張したり、活発に振舞っていると祖父にこっぴどくしかられて恐怖感を味わわされた。それゆえにだんだんと学校でも暗いおとなしい性格へと変貌していったようです。

人間関係において、人を利用しようとするタイプと利用されてしまうタイプがいますが、利用される側に回った共依存の場合は直接的または間接的に人から支配されます。そして時に「それは嫌だ」と自己主張でもしようものなら、支配する側から徹底的に批判され責められます。

人を責めるということは、いろいろな感情の要因がありますが、この場合は自分の都合が悪いので、相手を責めて相手を従わせるためのものです。本来人を利用する傾向を強く待っている場合は、利用できる相手さえいれば、これはやったとばかりに利用してくる。ところが今まで利用できた相手が、自己主張し始めると、今までのように黙って従ってくれないのでこれは困ったと思い相手を責めるようになる。責めて相手を元のように自分に従わせようとする。責められると利用されていた側は、自分の方が悪かったという感じになる。そうなると利用していた側は元に戻ってくれるので機嫌よくなる。相手が機嫌よくなってくれることで自分も安心感が出てくるのです。

自己主張とは、我侭《わがまま》を言うことではなく、本来主張してよいことを主張することであって、我侭とは違うのだけども、「そんな我侭を言って」と責められると自分が間違っていて相手に迷惑をかけたように気持ちになってしまうものなのです。だから自分が主張していることが正しいことだという客観的な判断ができるようにならなければいけません。そのためには今までの自分がいかに間違った反応をしていたかを学ばなければ始まりません。相手を困らせることではなく自分の必要なことをしてそれを受けない、不満がる人がいれば、その人は自分にとってプラスにならない人であり、どんどん去っていってもらわなければいけない人なのです。今までは一人ぼっちになりそうで怖かったかもしれませんが、そのうちに自己主張をしてもあなたを責めることなくあなたを受け入れてくれる人が現れます。そういう人との関係は、相手が主張をしてきたとき、合わなければお互い好きなことをするか、妥協するか、どちらにしてもあなたを自分が思うように自分の利益になるようにねじ伏せることがない人間関係が生まれてきます。このようにお互いが受け入れられる関係というのが普通なのです。

しかし、共依存にずっと慣れてくると、自分が主張をして相手が受け入れてくれる世界があることさえも理解できない、そんな世界があるのかなと思えるようになってしまっていますが、決してそのような関係を続けてはいけません。あなたが正しい自己主張をしているときは、相手もあなたの立場から見ればそれも正しいねと理解してくれるが、あなたを利用しようとしている人はあなたの立場など考えてもくれません。自分の立場だけであなたを動かそう、従わせようとしてきます。それをちゃんと見抜かなければいけないのです。相手が、あなたを利用しようとしていたり、また頼っていれば、あなたに自分の考えと違ったことを言われると困ることになるのです。頼りあってない関係だとそうだねと相手の立場にあわせ理解できるし、それで人間関係がきれることはありません。まともな関係だと、ああそうだなと思ったら自分は別の自分の考えに沿った行動をとればよい。だけど共依存の関係だとどうしても相手を巻き込んでしまう。だから相手を責める。このような関係を理解しないと何が正しいか分からなくなってしまいます。相手に尽くす側に立っている人は、どうすれば相手に喜ばれるか、相手が何を望んでいるのか、どうすれば自分の存在価値を発揮できるかそっちの方ばかり考えてしまい、自分の人生を失ってしまうのです。

このような間違った人生に陥っている場合にも、催眠下でこれまでの人生を振り返り、客観的に自分を理解し、自分を振り回してきた原因を認識することが新たな未来に歩みだすためには必要なのです。

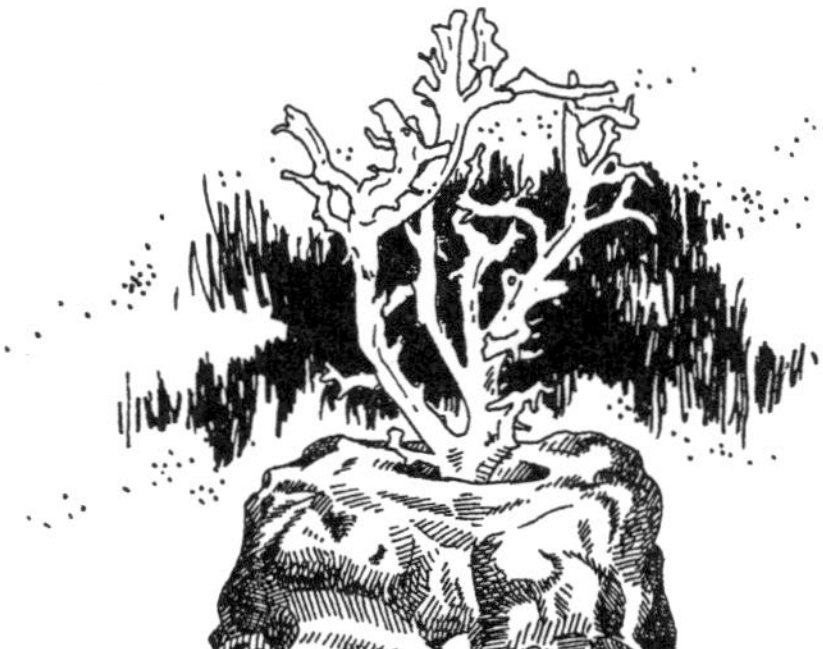

パニック障害

六十代の会社経営の男性で、ある日出張先のホテルで急に具合が悪くなり、今まで体験したことがない症状に見舞われた。しばらく休んだ後、楽にはなったが、不安感を拭い去れず、そのまま仕事の予定をキャンセルして帰宅したとのことでした。すぐに病院で検査をしたが、原因が分からす、いろいろと病院を変え、検査を重ねるうちに、身体的に悪いところはなく、心の問題という結果が出て心療内科や神経科を紹介され、薬を飲むようになりました。薬の副作用にも悩まされ苦しんでいるときに、取引先の経営者に私のことを紹介され相談に来られました。

紹介した経営者は、以前十年以上もパニック障害で苦しみ、薬でごまかしながら仕事をやってはいたが、車や飛行機などに乗れないことから行動半径は狭まり、社員がその分を補ってはいたものの、やはり十分な仕事ができずに悩んでおられました。それが数回私の催眠療法を受け治っていったので、驚くとともに感謝していただき今回の紹介となったわけです。

この六十代の経営者の場合、自分で訴えている症状の苦痛ほど、症状を作っている原因は複雑ではなく単純でした。初回の段階で、すぐに治るなという感触はあったものの、慎重に原因を見つけ出していきました。二回目の催眠面接が終わるまでに分かったことは、二人の娘がいて長女はすでに嫁いでいるので、次女に何らかの形で会社を継いで欲しいと願っていること。でも具体的に次女に婿養子を取ってとか、次女を女社長にしてとかいうものではなく、将来結婚して旦那と一緒に会社を継いでくれればよい程度だと言っておられました。現在、会社自体何も問題がなく順風満帆であること。奥さんや兄弟とも問題が、何もないことなど確認する中、症状を作り出している原因は後継ぎ問題以外ないと感じました。しかし、この社長はそんなことでこんな病気になるはずがないと言い張って、それほどそのことに固執もしていないと主張されていました。だから症状が楽になっていく暗示とともに、無意識の活性化により心の深層に強く働いている葛藤がだんだんと意識化できるような暗示を与え二回目の面接を終えました。三回目に来られたときは、気のせいか症状がかなり収まっているが、まだ朝のいつもの症状には悩まされているということと、もう一度よく考えてみたけれど娘の問題はやはり多少かかわっているようにも思えると言い出されました。でもそんなことでこれほどの病気になるとは思えないともまだ言っておられました。だいいち長女のときも後を継いで欲しいという気はあったが、そのような症状は微塵もなかったとも言ってなかなか頑固でした。

どちらにしても、私としては、もっと心の奥に抑圧されている原因を探っていかなければいけないし、一般的には二つ三つの原因がからみ合って影響しあっていることが多いのだから探っていきましょうと伝え催眠面接を進めていったわけです。それで分かったことは、他に原因は見つからないということと、やはり後継ぎ問題がこの場合原因になっているなという確信でした。しかし、決してこちらの考えや確信を相談者に押し付けることはしてはいけません。相談者がこちらから説明を受け、または説得されて原因を認めていったのでは完璧な効果が望めないばかりか、また再発することにもなります。

催眠療法の大事なところは、無意識の中にある原因や葛藤をこちらが引き出しても、それをいかに自ら感じ取ってもらうかが重要なところで、決して説得するものではありません。相談者自らこれが原因と感じ取り、認識する必要があります。人によっては身体に震えを感じるほど、ああーこれだったんだと理解できる人もいます。しかし、個人差があるのでそういった感動があろうがなかろうが、心の深層に抑圧されていた原因に自分で気づくことが大事なことなのです。

そういうことで、もう一度長女の結婚のときの状況を振り返ってもらいました。簡単にそのときの話を書き出すとこういうことです。

長女は大学時代に知り合って結婚したいと考えている男性がいることを母親には話していたが、大学を卒業するまで父親には伏せられていた。なぜなら、相手の男性が長男で自分の家の家業を継ぐ必要があり、父親が反対することを母親と娘は分かっていた。それで時期がくるまで父親には隠し通していた。しかし、その後どうしても結婚したい、自分の好きにさせてくれと父親に懇願し引かないので、父親は仕方なく許したという状況だった。当時、長女でありながらどういう気だと相当怒ってもいた。しかし、このときは次女のときのような症状は出ていない。なぜだろうか。それは、この社長の事業がこの時点では、まだ発展期であり仕事に意欲を持って取り組んでいたということ、忙しく仕事に振り回されていたことと、もう一人娘がいるという安心感だった。

次女が大学を卒業し、よその会社で働くようになり数年が経ったとき、事業は安定期をむかえ、守りの体制に入り、社長としては後継ぎの問題が頭をかすめるようになってきていた。それで母親とも相談して次女に勤めていた会社を辞めさせ、約半年間は好きなように遊ばせた後に自分の会社の仕事を覚えさせるという段取りを描いた。その計画に沿って十二月に初出勤をする予定だったのに、突如逃げ出すように次女は旅行にでた。しかもその旅行の計画を母親は以前から知っていた。またも長女のときと同じで、自分の知らないところでことが運んでいるため、この社長は自分だけが何も知らされていない状態に置かれていることを知り、孤独感をひしひしと感じた。次女は旅行先からなかなか帰ってこない。それで無理に十二月の二十日頃呼び戻した。それから次女は出社はしているものの、父親としては無意識の部分で心配で気になってしょうがなかった。

そうしたある日、風邪を引いて体調がすぐれなかったが、どうしても行かなければならない出張に出かけた。その出張先のホテルにチェックインしてまもなく具合が悪くなり最初のパニック発作が起こった。結局自分がいないことで、次女がまたどこかへ遊びに行ってしまわないかが、気になって本当は出張などしたくはなかったのである。だからその症状を理由にすぐに地元へ戻った。無意識の世界では出張を取りやめるよい口実が欲しかったのである。しかし、人間は自分の無意識の意図というものを感じ取ることはできない。だから身体的に起こった症状のみに意識が向いて、またそのような事態に陥ることが怖く不安になり苦しむようになるものです。もちろん病院で徹底的に検査をするが身体的に悪いところなどない。だからこそ何か見落とされていると不安になり、病院を替え検査を重ねてしまうということになります。心の病という世界があることをほとんどの人が理解できていません。それゆえ心療内科や神経科、精神科の門をくぐるのはほとんどの場合抵抗もあり後回しになっていくものです。

この社長の場合、妻に専業主婦として娘を育てることを全て任せていたため、妻はどうしても娘の側についてしまいます。それゆえに一人仕事のことだけに打ち込んできた父としては孤独感もひとしおだった。事業をはじめた当時、まだ子供が幼かったので家族のために自分は仕事を頑張るから子供のことを頼むと言って寝る間を惜しんで働いた。当然子供との接触の時間などほとんど取れなかったが、事業は成功し大きく発展していた。

しかも、夫婦でありながら、自分に何でも話してくれないのかという孤独感は大きかった。このような孤独感も心の病を誘発してしまう大きな要因になる重要なことなのです。この時点で父親と娘との心の世界は距離ができてしまっているので、娘も母親をとおしての会話しかなく直接話したり要求することなどできなくなっていた。もちろん何年も親子一緒に旅行すらも行っていない。計画しても娘達の方で拒んできた。

七回目の催眠面接のときに、この社長は、最近症状が全くでなくなったし、体調がよいと喜びながら安定した心理状態だった。何かよいことがありましたかと言って話の続きを聞いていると、先日次女を含め三人で旅行をしようと提案したら、快く応じてくれたばかりでなく、長女までも加わることになったと喜んで語り、こんなことは考えられないことだと嬉しそうでした。

結局、催眠面接が進むなかで父親として娘に対する考え方や接し方が変わってこられたこと、また、後継ぎのことばかりを重視するのではなく、本当に娘が幸せになるためにはどうしたらよいのかを徹底的に考えてもらったことが功を奏したと言ってよいでしょう。結果として、次女は一生懸命に仕事に取り組むようになり、父親としても次女が継いでくれるという安心感も出てきたようです。また継がなくてもよい、幸せになってくれと諦観《ていかん》できるようにもなったとのことでした。もちろんパニックの症状は二度と起きなくなっています。

一生懸命に育て上げた会社を自分の代でなくすには忍びなく、後を継ぐことが娘にとっても価値があると決め付け、そう望んだが思うようにいかず、一人孤独のなかで苦悩し、自分の考え計画どおりになるように次女に固執し管理しようとした心が、直接観察できない出張の地で症状を作り出してしまったということです。ちなみにこの社長には兄弟が数人いますが、両親がやっていた商売をだれも継がなかったという経緯もあります。

パニック障害とは、ある日突然に起こる、死ぬかもしれないというような身体の異変、一度それを体験すれば誰でも二度と体験したくないと恐れ、もし、また起きたらと不安な毎日を送るようになるものです。そのような症状がなぜ自分に起こるのかが分からない、分からないがゆえに不安が募り、何をするにつけても怖くなるという厄介なものです。

別の例ですが、ある三十代後半の主婦が病院でパニック障害だと診断され、薬を与えられたが、飲みたくないといって訪れた。原因を探してみると、きっかけは、初めて発作が起こる約半年前くらいから、すごく親しかった友人が旦那の浮気のことで毎日毎日電話をかけてきて悩みを聞かされるようになった。さらに電話だけではなく一週間に一回の割りで、夜、外で会ってお酒を飲みながら話を聞かされるようにもなってきた。はじめは大事な親友でもあり、外に出てお酒を飲む機会もそれまでなかったので、それなりに別の楽しみもあったのだが、数カ月過ぎた頃には会って話を聞いたり、電話がかかってくることがすごく苦痛になってきた。また、自分の旦那も浮気をしていたのではないかと振り返ってみると、思い当たるふしもあり精神的に穏やかでなくなってきた。もう嫌だと思いながらも親友でもあり見放せないまま時が過ぎていった。ところがある日、家族全員で遊びに出ることになったが、自分一人体調も悪かったので家に残ることになった。掃除やらして過ごしていたが何となくドキドキし始めて、心臓の鼓動や脈拍に異変が起き始め、不安になって家族の帰るのを待っていた。やっと家族が帰ってきて安心するや否や呼吸が苦しくなり身体がしびれてきて救急車で運ばれた。そこでは過呼吸症候群と診断された。それ以後、一人のときは苦しくて家族が帰ってくると楽になる生活が続いた。一般的なパニック症候群のように、外に出るのが不安とかバスや電車に乗れないとかいうことはないが、一人でいるといつ発作が起こるかが不安でいたたまれなくなって、苦しまれていました。

また、彼女の場合は、親友のご主人の浮気の相談によって、彼女自身の父親の過去も引き出されていました。銀行員であった父親の浮気が原因で彼女の両親は仲が悪く、辛い子供時代を過ごしています。それゆえに自分の旦那が浮気をしていたかもしれないと勘ぐることは彼女にとって触れたくない部分でもありました。ところがしつこく電話や飲みに誘い出してくる友人を無意識的に避けたかったのです。浮気という問題そしてそれによって起こる精神的苦痛にこれ以上触れたくなかったけども、病気になり症状が出ない限り断りきれない性格でもあったのです。

もちろんこの女性も催眠療法で簡単に治りました。何が症状を作り出しているのかという正体を見極めないとパニック障害という症状を経験した人は、暗示だけではなかなか治ってくれません。しつこい予期不安が回復を妨げます。しかし、催眠下での的確な原因の認識と暗示により無意識の領域が修正され、心は平安を取り戻します。

強迫性障害（強迫神経症）

ここでは強迫性障害に苦しむ数人の方の症状やどのように苦しんできたか、またどのような背景からそのような症状が誘発されていったかを見てみましょう。

数回催眠療法を受けたあとの三十代の主婦のケースです。

「子供を叱った後の立ち直りは、以前よりよくなりました。以前はずっと引きずっていたけど、最近変わってきました。叱っているときは激怒するんだけれど、切りかえられるようになりました」と報告されています。

では彼女はどんなときに子供を叱っているのでしょうか。

「私が子供を叱るときは九割がた感情で叱っています。それは、自分の中の強迫観念にからんでいるからなのです。本当に些細なこと、普通の人であれば気にならないことが気になるのです。

ここに物を置かないで欲しいと思うところに子供が物を置いたとき、決してそこに物を置いたらいけないという場所ではないのに怒ってしまうのです。ただ私の頭の中でそこに物を置いてもらいたくはなかったというだけの理由でしかないのです。

今は子供も小学校に入ったので、帰ってきたらこういうことをしなさいと教えていますが、鉛筆を削ることを抜かしたり、いくつかが抜ける。まだ小学校に入ったばかりだからしょうがないことだけれども、それがどうしても許せなくなってしまいます。最近叱るといったら、ほとんどがそのことです。

そういう状態だから、子供はびくつくようになってしまって、幼稚園の頃から、朝起きたら、一番目にやること、二番目にやることと前もって教えていて、そのとおりにできていないとカーッとなってしまい、自分を抑えられなくなります。小さいのだから、今は無理だと頭の中では分かっているのですが……」

彼女が子供のときは、いつも親に叱られていたそうです。さっさとやらない、ぐずぐずしているということから始まって、いろいろと叱ってくる。だんだんと口答えをする年になると、それでさらにまた叱られるという状態だったようです。

「食事のあと食器をかたづけないで、少しのんびりしていると、父は、『さっさとしろ』と大声で叱っていました。父には、おっとりしているというより怠けていると映っていたのでしょう。五歳離れている兄は叱られることがなかった。『お兄さんを見てごらん。お兄ちゃんは叱られることがないでしょう。それなのにあなたはどうしてかな』と母からいつも言われていました。兄は無口なほうで、余計なことを言わないので叱られることもなく要領もよかったのです。人とトラブルを起こすことがないタイプでした」と語っています。

「私は、子供の頃、親に叱られると本当にずっと長く嫌な感情を引きずっていました」とも語っています。

子供を怒ったあと自分自身の心の切りかえが早くなったということは、強迫観念から自分を切りかえやすくなってきているということだと理解してもよいでしょう。

「バスに乗っていて、子供の手やひじが自分に触れていることだけでも気になるときと、ならないときがでてきて、最近少し楽になってきています」と語っているので、強迫観念から少し解放されてきていると判断できます。

彼女は性格的にもともとイラついたり、怒られて思うようにならないときに、その嫌な感情、悔しい気持ちをずっと引きずるタイプでした。

例えば、レストランに行ってそこの従業員の態度が気に入らなかったとき、その場では何も言えないし、または我慢しようと思って過ごしても、後々までどうしてもそのときのことが忘れられず、翌日になっても苛立ちを抑えられずにその店の責任者に苦情の電話を入れてしまうのです。

彼女は「それは店のためにもなることかもしれないけれど、本当は自分の心のどうしようもない癖だということも分かっているだけに、感情をぶつけたあとにすっきりはする一方なんとなく自分に対して居たたまれなさも残る。しかし、腹がたってどうしようもない、何かしなければ治まらない、できない場合はずっと自分の中で苦しむのです」と嘆いています。このように、嫌な感情や失敗したときの後悔などを引きずらざるを得ない、コントロールできない心の状態が強迫性障害の特徴でもあるのです。

子供を怒ったり、人とのかかわりの中で腹立たしいことが起こったりしたときでも以前のようにそれをずーっと引きずらなくなってきているということは、心がそして無意識の領域が、どんどんほぐれてきていることを意味し、自分を冷静に見つめられるようになっているよい変化なのです。

また彼女は、何か失敗しても、それが人前であれば、ずっと引きずって夢にまでも出てくる状態でした。小学校の低学年のとき、とても仲のよい友達なのに自分のこと嫌いなのではないかという不安にさいなまれていたようだ。本当に些細なけんかをしただけなのに気になって気になって、ずっと引きずって、自分はあの子から嫌われているんじゃないかとか、普通にやさしく声をかけられていても、こないだ喧嘩をしたことで本当は自分のことを嫌いなのではないかと気になり続けていた。今でも人との付き合いにおいて、一歩踏み込めないでいる。深く入ってしまうと、自分をさらけだしてしまうのではないか⁉ という恐れみたいなものがあって、相手にものすごく気を使う。言葉ひとつひとつにしても、結局は自分が言われて嫌だと思う言葉を使わないようにと気を使ったり、自分が嫌な思いをするくらいなら、極端なときは相手の機嫌を取るようにしてしまう。自分が傷つきたくないということに固執するあまり、不必要に相手の機嫌をうかがってしまう。小さいときからそうだった。そういう心の特性と、どうしても止められない強迫性の行為との関連が心の深いところで繋がっていると最近感じているとのことです。

父親に対しても小学二年くらいから嫌いになっている。父親の外見が嫌いで、一緒に歩くのが嫌だったと思っていたが、本当の根底には、いつもきつく叱られていたことが影響しています。

実際子供というものは、親の体型とか外見で嫌いになるということは本来ありません。自分の親を小さい頃から、嫌いになるということはまずないのです。どんなに客観的に評価が低くても子供にとってはかけがえのない親なのです。

子供はよその親を批判することはあっても自分の親を嫌いになることはありません。もし嫌いになることがあるとすれば、心理的に何か不満があるから嫌ってしまうのです。

「父のきつい性格や、大きな声で怒られるのが嫌だった。今でも道を歩いていて人がちょっと大きめの声で話しているのを耳にするだけで、ビクッとするような感じがある。

大きな声を出されて叱られるのが一番嫌いで、叱られていることは正しく教育的であると分かっていてもいやな気持ちになってしまっていた」

「今子供を叱るとき大きな声を出さないといられない、それは自分でも嫌なことでダメなことだと分かっているのだけれど子供にそうしてしまう。そこで大きな声を出さないとそこで発散させないと私の身体がもたないという気持ちになって大声で娘にあたってしまう。それが辛い」と言っています。

「また、小さい頃叱られて泣いていると泣くなと強く怒られていたのでそれがものすごく辛くて、そこで自分も娘を叱ったとき、娘が涙を流しているのを見るとどうしても耐えられなくなり、そこで余計に絶対泣いてはいけないと娘に叱ってしまう。娘のことを冷静になって考えると本当にかわいそうなんだけれど、どうしようもなかった。泣くのを止めさせずにはいられなかった。今娘は、涙をこぼさないように我慢する子になってしまっている」と話していました。

強迫性障害にはいろいろなケースがあります。何かを一生懸命やっている、例えば手を何度も洗っている、何でこういうことをしているんだろう、十分きれいになっているのにと思う心と、そうすることで何かに救われるような、何かの問題が解決していくような、こうしなければある特定のことが、また様々なことがうまく行かないような気になっている。何か変わるような、今の状況がもっともっと改善されよくなっていくような、自分がおかれている環境が変化し、自分を含め親がどんどん幸せになるとかの観念でひとつの行為を自分で決めただけ続けるというひとつの儀式が作り上げられていくのです。勝手に自分でそう思い込んでいるのです。それはずっと子供の頃からある不満、心の中にある苦しさ、それらからのがれたい、解放されたいという気持ちが、ある行為を行い、その行為がひとつの儀式になってしまっているのです。こうしなければいけないという気持ちを意識ではなく無意識の中に作り上げてしまっていると考えられます。こういったことを意識で理解しながら、無意識の中をほぐしていく必要があります。

今度もまた三十代の子供がいない主婦のケースです。

彼女は子供の頃、学校が終わって帰っても家に上げてもらえず、ランドセルを置いたらそのまま外で遊ばされて夕方になってからやっと家に上がることを許されていました。家の中に入るときには、まず母が足を洗ってくれます。それからすぐにお風呂にいれられていました。そうすることでやっと自由に家の中を歩きまわれるのです。

彼女の母親は自分では分かってなかったのですが、間違いなく家の中をきれいにしていないとおれない強迫神経症だったのです。母親のことを彼女はこう語ります。

「小さいときから母は何かにイライラしていました。いつも細かいことに怒っていたので、鬼ババと思っていました。些細なことでよく怒るなという気持ちだった。とにかく細かくてよく怒っていたので、早く大きくなって家を出たいなと思っていました」

彼女自身まだ子供の頃は、母親が自分自身の強迫観念によってイラつき、怒っていることなど分かりません。だから母親のことをすごく嫌いになって、よその家の母親がすごく羨ましかったようです。

その傾向が今も残り、すぐに人のことが羨ましくなってしまうそうです。

「人のことを羨ましがっていると、だんだんとうつ状態になってくる。いいな、いいなと思いながら、自分はなぜこんな辛い思いをしているのかなと相手のことが羨ましくて辛くなる。特にその人の家庭的な面において過去も現在も勝手に想像して羨ましくなる。もちろんその人にも他人に言えない悩みや問題があるだろうとは思うんだけど自分で抑えられない」と言っています。

彼女は人と触れ合うことで自分の中にある悩みが頭をもたげてくる。くすぶっている悩みに火をつけてしまうのです。無意識的に触れようとしなかった問題に触れてしまうことになるのです。

「相手の家庭環境を詳しく知っているわけではないのだけど、その人の両親を見ていて、すごくよい人で、こういう人に育てられたからこの人はよい人なんだろうなと思うと、そういう親に羨ましくなってくる。自分の親と相手の親を比較してしまい、ねたましくなってくる。この人がやさしいのは親がこんなにやさしいからなんだとか、どんどん掘り下げていって、全てを比較してしまう。だからってそれがねたましいけど憎らしいわけではないし、自分の親にはなかったやさしさを持った人に育てられたということがすごく羨ましい。相手に小さい頃どう育てられたかを聞いたわけではないけど自分で勝手に想像して、本当はどうだったか分からないが勝手に自分の不幸な親子関係に苦しみを覚える」と言われます。

彼女の性格も例外なく苦しいことを引きずる癖を持っています。彼女はこう言います。

「自分が強くないのか、何かあると落ち込みがすごく激しくて、例えば、喧嘩をしたことをずっと引きずってしまって立ち直れない。切替えがきかない。根に持ってしまう。どんどんどん落ち込んでいく。昔はそれでもそれに対抗する力があった。それで立ち直れていた。昔は気力があった。でも今は負けてしまい、親と同じく強迫観念に振り回されてしまう」

彼女はストレスを受けると、家の中を隅々まで掃除しないといられなくなります。汚れてもいない、埃もついていないのが分かっていても何度も何度も磨きます。それだけで他のことが何にもやれなくなるのです。ご主人が帰ってきて歩き回る足跡を、拭いて回ることもあるといいます。落ち込んで苦しみが強いとき程止められなくなります。

ご主人が単身赴任してから、気力がなくなり症状も悪化したようです。その頃何のために生きているんだろうと考えるようになり、生きがいを失いかけていたようです。結婚後の未来が希望的にみれなくなっていて、人生をプラス思考で考えられなくなってきていました。

自分たちの将来性を感じない。将来の目標がない。夢がない。そう悩んでいるとき、ご主人に、子供がいないのが悩みなんだと言われた。それがショックだったようです。それまではできなければできないでしょうがないねという感じだったのに年を重ねるごとにご主人はあせってきたみたいで、子供がいないことを寂しがり始めたのです。

「以前は好きな人に変に見られたくないので、神経質の部分にストップが効いていた。風呂にはいる時間も短く切り上げられた。それほど抑制しなくて普通に生活できた。しかし、夫婦生活の中で、変に見られてもいいやとまではいかなくても無理につくろわなくてよい状態だとだんだんと抑えがきかなくなった。

一人で生活している頃は自由でよかった。気にせずに自分の神経質な部分（強迫行為）を出せたが、結婚して新居に移ってからは、いろいろな制約が加わるようになり苦しみだした。

今でも一人に戻りたいと思う、一人暮らしのときは無頓着ではないが掃除をしなくてもおれた。将来結婚すれば新居に引っ越すという頭があったので、そのときにきれいにすればいいと思っていた。一人暮らしのときに無頓着でいられたのは、その先できれいにすればいいやと思えたから。だから新居に移ったとき、前から決めていたから、きれいにしようと思ってやり始めた。後回しにしていた精神状態というものが今にしてみれば不思議なんだけど、後回しにするということ自体、今は汚い状態に身を置いているわけだから何でそんな状態に身を置いておれたのかが今となっては不思議に思う。あの頃は自由があって楽しかった。人はストレスがなければこだわらずにおれる。何らかの強いストレスが加わるとやたら何かにこだわってしまう。一人の生活がすごく楽しかったので、埃をかぶっていることや汚いという観念にとらわれずに過ごせた。気になっても切り離せた。今は老後のことや一人になることが不安で離婚できないし一人暮らしはできない。若い頃の一人暮らしとは違う。楽しめない。今旦那と喧嘩して別れ話になることを恐れてうまく繕ったり、うまく振舞って旦那を利用している。しかし自分のくそ真面目な性格がそれを許さない。離婚が決意できず、されどこのまま妥協して夫婦を続けることに耐えられない」と苦しんでおられます。

この生真面目な性格が強迫神経症の特徴のひとつであり、またひとつのことに必要以上にこだわってしまうのも特徴なのです。人よりも強い個性を理解して自分自身にこだわりすぎてはいけないと常に言い聞かせながら、自分を変えていかなければいけません。しかしながら、どんなに自分に言い聞かせてもこだわりから自分を切り離せない場合は、過去のトラウマの影響が出ているか、現在の環境で強いストレスを受けているときなんだと理解します。それを見抜いていけば楽になります。

「何かすると怒られるんじゃないかという観念がついていて、母が今でも怖い。母と話し合ったときに、『お母さんが怖くて言いたいことが言えない』と言ったとき、母は『厳しく育てたつもりもないし、怒り飛ばしたつもりもない』と言ってのけた。自分でそういった意識が母になければ、いくら訴えても母には通じないとそのときに思った。その後少しは変わったように見えても、根本的に変わったわけではないから、何かあると怒られたりして、それによってまた怖さとかが甦ってきて、その怒られたことをまたずーっと引きずってしまう。とにかく何が怖いのと言われても、怒られたことが怖いと言うしかない。今日もこちらに相談に来ていることで仕事から帰るよりも遅い時間に帰ることになってしまう。それ自体が怒られるんじゃないかなと思っちゃって、でも実際帰ると怒られるわけではないんだけど、遅くなるとどうしようと思ってしまう。こういうことを訴えても母は分かってくれない。厳しいという感覚が違う」と嘆いておられました。

私は次のようなことを催眠下の彼女に語りかけました。

「自分の生い立ちとか、自分自身に備わっている全てのことを人と比較しないこと。自分の人生であっても選べないことばかりなんです。であれば比較すると自分を苦しめるだけなんです。そして、現状の自分の人生のよさが分からなくなります。どんなに恵まれていなくても、今置かれている環境の中でよさを探し、見い出すことで人はさらに向上していくことしか人間が幸せになる道はないのです。どんなに羨ましがっても、人を妬んで周りに叫んだところで誰も幸せにはしてくれない。だからそういうことをよく考えてみましょう。

人と自分の人生の比較をしない。あくまでも自分の人生は自分だけのものであって人の真似事はできないし、自分の人生しか歩めないんだということを、しっかりと心の中に受け入れる。だからこそ現状に満足し、どうすれば自分がもっと幸せになれるかを追求しましょう。あくまでも周りを見て羨ましがることはやめようと心に決めてください。そして、自分の親をいくら批判しても変えようがない、自分はその親の下でプラスマイナスいろいろなことを植え付けられ育ってきたことも、それ自体どうしようもないんだということ。責めても親だけを責めるわけにはいかないなということが分かっていきます。本当に人間の人生というものは選ぶことができないことがいっぱいあるんだなということを悟り、努力によって変わっていく選択肢がいっぱいあるのに、親子の関係に選択肢がないことは、人生上大きな意味のある問題なんだと少しずつ気づいていきます。これだけ多くの男性がいる中、今のご主人を選んでいる自分も不思議だなということ、自分を選んだ相手も不思議だなということ、いろいろな意味でひとつの流れというものはある程度決まっているが、幸せになれるかなれないかということは自分の考え方ひとつ、心の持ち方ひとつで決まるのだということ。誰もが努力はしている、その努力をしながら自分というものを見つめ、自分が置かれている環境の中で自分に備わっている恵まれた部分を見つけ、一生懸命に引き出し磨かない限り本当の幸せというものは手に入らないのだということを悟ってください」

彼女の子供の頃が満足できるような状態でなかった、常に辛い思いをしていたことで、現状を満足するといった心の習慣、考え方を学んでいない。だからこそ、それを自覚して今までそういう考え方をしなかった考え方で現実を見つめていく努力をしなければいけないのだということをはっきりと認識して、強迫観念に負けるようなストレスを背負い込まないようになっていかれました。

どのような心の病であっても、不満でもって自分の人生を見つめない。人生を前向きに考えて過ごしていく。そうしなければストレスにより症状は悪化していくのです。ありのままの人生を受け入れ前向きに積極的になるとき人はストレスから解放されるのです。

そうは分かったが、ではどうしたらそういう気持ちを、維持できるのだろうと誰もが思われることでしょうが、そのために無意識に語りかけていく催眠という技術があるのです。

ひとつのことに執拗にこだわる心の癖は、まあいいかという気持が少しずつ起こってくれば改善され始める。もともと異常にこだわる症状を作り出してきたのには理由があり、その当時の環境が自分をそうしないとおれないように追い込んでいったことを理解しなければなりません。そのために、ある時点から症状が次々に作られていき自分の行動に制約が多くなっていく過程を考えてみます。その時期がいかに心理的に苦しかったか。追い込まれていたかを振り返り考えてみましょう。

症状を作り出していた当時は自分がこだわる観念が、どうでもよいこと（悩まないでよいこと）とは決して思えなかった。しかし、今現在は子供時代とは違って環境的にはどうでもよい状態になっていることを理解して、自分の中にある強迫的観念を乗り越える努力が必要です。軽い症状は、無理してでも止めてしまう。そうできたことを自信につなげていくことが必要なのです。重い症状の場合はそれを（催眠）トランス状態でのカウンセリングを行うことで可能にしてくれます。自分が今このような症状で苦しんでいるのは、親からの遺伝でも、身体の中に入り込んだ病原菌が作り出したものでもない、作り出しているのは心の中に自ら育ててしまった観念が原因なのだから、なぜそのような観念をその当時作り出してしまったか、その過程を見つめることが必要なのです。それが真に理性でもって認識されたとき、症状に振り回されない状態に切り替えていくことが可能になってきます。そうやって切り変えていったことは後戻りすることはありません。

次は二十代後半の男性の例です。

「強迫性障害や優柔不断、神経質、対人緊張、心配性、不安、人間（自己）不信、あがり症、暗い、無気力、自信喪失、心が満たされない、などの悩みがある。また、記憶力、集中力の強化やプラス思考、自分を信じる力を得たい。

文章とか文字をテキパキ読めるようになりたい。本を読んでいるとき、ページを飛ばしていないかが気になり、何度も読み返す。考えも何度も何度も繰り返す。理解しながら読んでいるかが気になる。理解しないまま読み進めるのが怖い」と訴えておられました。「小学校の頃、学校帰り際に忘れ物がないかどうか、何度も確認し帰りが遅くなった。忘れ物をすることが許せなかった。自分は几帳面でなければいけなかった。きちきちっとしておかなければ気持ち悪かった」というのが第一声でした。彼の話は続きます。

「大学卒業後、社会人になって二年目くらいから症状がひどくなってきた。人と話すときも、その人の言ったことを確認しながら話している。何度も聞き返して相手をいらだたせたり、怒らせたりするところがある。分かっているのを何度も聞き返すので物覚えが悪いと誤解を受ける。この人大丈夫かなと不安がらせる。文書など、重要なものであればあるほど何度も見てしまう。完璧、まじめすぎると言われる」

彼はこのままではまともに生きていけないという焦燥感にかられて、わらにもすがる気持ちで私の所を訪ねて来ているのです。

彼の場合第一回の催眠面接で原因がはっきり見えました。

彼は、小学四年頃から症状を自覚し始めています。

「この頃、彼の父が事業に失敗し、家庭内が暗く悲壮感が漂っていた。いつも皆イライラしていた。両親の仲も荒れだしてよく喧嘩して離婚の話が起こっていた。この頃から自分の環境が皆と違うなと思い始めた。自分の家庭がすごく嫌になった。父は酒を多く飲むという印象がその頃からある。酒を飲むと、荒くなり暴力的になっていた。口喧嘩がひどく怒鳴っていた。頑固で亭主関白だった。

小学四年頃から〝我慢〟しなければという気持ちや、我侭を言わないようにする気持ちが、劣等感とか控えめな性格を形成してきた。学校での友達関係が悪くなった。明るさがなくなった」と思い出したように、全てが、父親の倒産から始まっています。彼はまだ子供だったので、何が起きたのかよく分からない、しかし、はっきりと分かることはあったのです。それは今迄のように何でも買って貰えない。貧乏になってしまった。ということと、今までの家を追い出され、友達を呼べないような小さな家に住むようになったこと。そして、借金取りの怖いお兄さんが出入りし親が小さくなっていることなどでした。

彼は学校の同級生の間で精神的に萎縮し、皆より劣ってしまったことを受け入れていきます。皆が持っているものを自分が持てなくなったことで、それまでの友人に同情されることを苦しみ、皆から離れ孤独になっていきます。

でも彼は、何にもないけど先生に誉められるように努力することでささやかな面子を保持しようと努力し始めます。そのために、忘れ物をしない。遅刻をしない。勉強ではひとつでも誉められるように頑張ろうと、家庭内のストレスに打ちのめされながら一生懸命になりすぎたのです。だから彼が催眠下で述懐した次の言葉が当時の彼の心境を物語っています。

「睡眠時間にこだわる。時間を無駄にして寝る時間が減るとイライラしてくる。寝る前に今日は何時間寝るかと指を使って数えてしまう。それを何回か繰り返す。目覚し時計を掛けてもあわせた時間があっているかどうかをじっと見てしまう。寝過ごせないから確認しているが、起きてから出かけるまでの時間を考えて三分くらいが過ぎてしまう。自信が持てなくて何回か確認し考えている。時計をジーッと見ているというより見て考えて、また見て考えてしまう。時計の数字を目でなぞっている。例えばゼロと分かっていても目でなぞり安心する。

遅れたりして人の信用をなくすのが嫌だと神経質になっている。忘れ物したくないので、準備に時間がかかる。出先とかでも移動する前に、何か落としていないか、何か忘れていないか気になる。調べたり確認したりには、異常に神経質になっている。掃除なんかもやりだすと徹底的にしないといれなくなる。気が済むまでやってしまう。中途半端にするのがいやなのです。

学生時代、まじめでいよう、よい子でいようという意識は強かった。今置かれている環境で、ダメなやつと思われたくなかった。成績以外にも生活態度において通信簿に変なことを書かれたくなかった。とにかく、まともでいようという意識があった。周りからよく思われたい、評価を受けたかった。今でもある。自分がよくないと自分に腹が立ち自分が嫌になる。自己嫌悪に陥る。

当時自分が人と違う状態に追い込まれ苦しんでいた。親が倒産するまでは無邪気だった。それまでは、失敗したり、悪いことがあっても楽観的だった。いたずらもよくしていたが、親の倒産とともにできなくなった。それまでは周りや先生の目を気にしていなかった。好きにできた。

父のお店（薬局）がなくなってから、自分は人と違ったんだなー、取り残されたんだな―と感じ、明るく無邪気だった自分とは別人になってしまった。何するにも思いっきりできなくしょぼんとなった。家がこうなってしまったから、学校でも思いっきり振舞えない。すごくマイナスイメージが強くなり、どうせダメだという気持ちが強まった。それまでは自分で制限をつけないで過ごしていた。無邪気に何でもやっていた。周りより下のレベルになってしまったので何やってもどうせという気持ち、投げやりになった。普通の人より下なんだからという気持を自分で植えつけた。

自分はダメなんだという気持があるが、全部ダメになってしまうことも恐れていた。全部がダメにならないように抵抗することで苦しんだ」

彼は数回の催眠面接を受ける中で、以上のことを振り返り理解することで今後どのような反省を元に努力していくべきかを学んでいきました。

もちろん小学校四年から始まった心の傷（トラウマ）やうっ積した感情のしこりやゆがみを催眠下で解放してやることで過去にこだわることなくこれからやるべきことが見えてきました。彼の両親は、これまで多くの苦労はあったでしょうが、いったん失った住まいも、いまは持ち家として立派に新築しているのです。彼は親からも学ぶことが多いのです。しかしながら、自我が確立している大人とは違い、子供の頃の精神世界は、まだ、未完成で自己防御ができないまま傷ついてしまいます。それゆえに幼少期のトラウマは怖いのです。

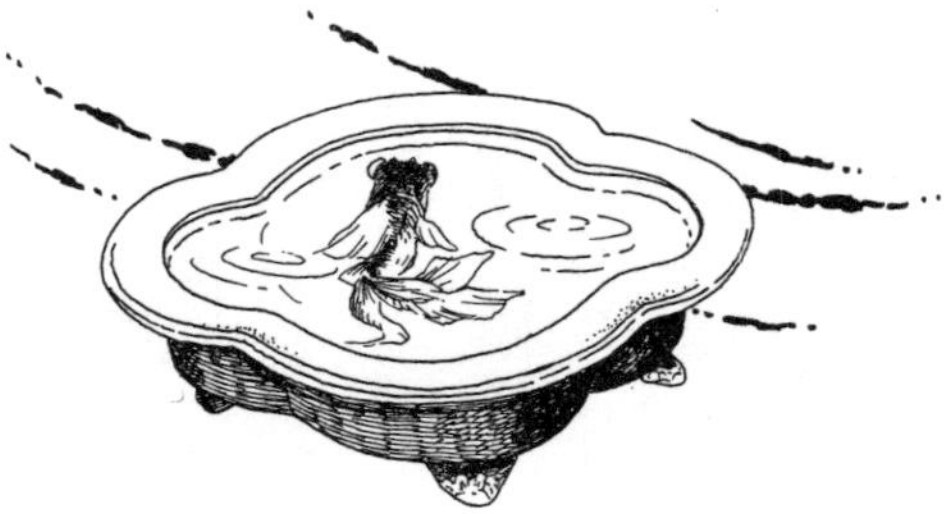

症状が進行する背景

症状の進行というものは、どのような症状においてもその背景にストレスというものが大きく作用しています。ストレスが今の自分を苦しめ、症状を進行させているのだと自分の意識では一般に気づくことがありません。だから、なぜだろう、なぜだろうと悩みながら多くの人が症状に広がりと深みを作っていくものです。例を挙げて説明していきます。

■強迫神経症の場合

五十歳近い女性が、強迫神経症の症状で家事一切ができない状態になり、ご主人と共に相談に来られました。すごく奥様思いのご主人で、心から心配されておられるのがひしひしと伝わってきました。しかし、この女性の症状をひどくさせている原因が、このご主人にあるとはお互いに気づいてはおられません。催眠面接の中で分かったことは、十六歳から二十歳にかけて強迫神経症の症状が出たが、いったん治まっていた。しかし、ご主人の定年退職を機に昔の症状が起こり始め、だんだんと進行していったということでした。

彼女は、更年期障害で仕事をやめていたので、定年退職したご主人と家の中でほとんどの時間一緒に過ごしていました。そして、社宅暮らしだったので、家を買おうとご主人が頻繁に物件を探すために外へ連れ出し始めましたが、だんだん外出できなくなって、私の所へ来られたようです。

さらに催眠面接で探っていくと、どうも家を買うことで退職金を失ってしまうことに抵抗がある様子でした。彼女はご主人との老後に不安を抱き、できれば離婚したいと密かに考えていたようです。離婚の際お金をもらうために、家を買いたくはなかった。それが原因で身体が動かなくなり、いっしょに物件を見て回れなくなっていきました。もちろんそんなことは彼女の意識で分かっていたわけではありません。なぜ離婚したいのか、その理由はここではひとまず置いておきます。

さらに悪いことには、彼女はご主人に「私の症状が治らないようなら、お互いのために離婚しましょう」とまで口にしていた。無意識の中で離婚したいという願望があるため、離婚というチャンスを得るために治るわけにいかなくなった。もちろん本人は日常生活で苦痛を感じて思うようにならない自分にジレンマを感じているだけに早く症状から解放されたい、治りたいとの一心で私の所に通ってきていますが、無意識の中でそのような力が働いていればすんなり改善されていくはずがありません。彼女に無意識の中にある思いを悟らせて、離婚したいという思いが彼女の人生にとって正しい選択かどうかを、もう一度見つめなおしてもらいました。その結果で無意識の中を暗示で調整するしかないのです。

彼女は離婚という考えを払拭し、共に折り合いをつけながら生きていく道を選択しました。そうなれば、催眠下での暗示も効率よく彼女を支えてくれるのです。彼女は症状から解放され、ご主人の退職金で買った新しい家に満足され、健やかに暮らしています。

■おならで悩んでいる場合

十九歳の女の子で、高二の頃からお腹が張ってきておならが我慢できなくなる。自分では出ないように抑えていても周りから臭いと言われるようになった。お腹にガスが溜まることと、自然に漏れてしまうことが不安で悩んでいます。

まず家庭環境について彼女の話を聞いてみましょう。

「親との会話がない。話すときも父は自分を見下している。このままではつまらない人間になると責めるし、小言ばかり言う。

一定の愛情はあるのかもしれないけど、私としてはそれを認めたくない。文句しか言わないし、言いぐさがすごくきつい。私を悪いやつという決め付けた感じで話し掛けてくる。何やっているんだ⁉ くだらない人間だという言葉が許せない。いつも、どうにかしろという感じでしか話してこない。自分のことを理解して話してくれない。目に付くことばかり文句を言う。愛情もって文句を言っているのかもしれないが、それ自体が文句だから素直になれない。話す言葉は小言が大部分を占めているから、私はストレスしか受けないし、長年それが続いているから、もう話しかけられるのも嫌だし、私にかかわって欲しくない。

自分に気を使ってくれるときは、ただ世間体だけでしかない。自分が今何を思っているかどんな計画を持っているか、全く知らない。言いたくもない。それを言ったら言ったで、ごちゃごちゃと口を出してくる。親は負けん気で話しているとしか受け取らない。いつも口ばっかり達者で、何だかんだといちゃもんつけてくる。自分では理に合っていると思っていても、揚げ足ばかり取ってくる。家族が仲よければ、私も家に居づらくないから、そっちの方が助かるけど、話が通じないから、避けるし、私の話をほとんど聞いていないというか聞こうとしない。はねつけるだけなので、もう諦めている。

自分ではよく分からなくなっているが、友だちが言うには、よそのお父さんには、子育てに熱心な親父がいるので、すごく羨ましいと言っていた。よそのうちは平和なんだなと羨ましく思う。

高二のおならの問題が起きた頃は、絵が好きで、その世界で生きていきたいと考えていた。以前は他人に関心を持たなくてもよかった。

ずっと漫画家とか画家になると思っていた。そういうことしか考えずに、毎日ぼーっと過ごしていた。絵を描くことが楽しくて、放課後も美術室で過ごす時間が楽しく、家に帰っても絵を描いていた。それで逃げることができていた」

しかし、授業中に我慢の限界に達し、周りの人におならの音を聞かれてしまうという事件があった高二のときは、絵を描くことに行き詰まっていたのではないだろうか？　と催眠下でふり返ってもらった。

「高校には絵の分野の推薦で入り、普通の中学では絵がうまいといわれてきた私ですが、入ってみるとランクがあって、推薦で同じ時期に入った子の中で、才能に恵まれた者は、上位のランクに上がっていきます。今まで全然疑ったこともなかったけど、私はこの先、絵ではやっていけないのではないかとすごく興味がそがれた時期でした。あいまいな毎日を過ごしていました。受験競争で、毎日毎日絵を描かされるので、絵を描くことが苦痛になってきました。おなら問題で拍車がかかり、そのうえ美術部で教えてくれる先生が、大嫌いな担任の先生だったので、すごく苦痛でした。

その頃、自分の中では、絵を描くことにすごく限界を感じていました。絵が好きなので、嫌いになって終わりたくなかったので、短大に入った。でも高校のあのときから、自分の中で時間が止まってしまっていると、今でもそう感じる。もっと頑張りたい、もっと変わりたいのに……。絵を描く時間も減りました。以前は食事も忘れるほど没頭していたのに……」

このように、おならが出るということにこだわり苦しんでいるときは、（一般的に何かの症状が出て苦しんでいるときは）自分の中で何かに行き詰まっているときなのだと推察して、行き詰まっている心理的苦悩と苦しんでいる症状との関連性をはっきりと自覚することがまず必要なのです。逆に言えば、そういうストレス状態がなくなれば症状はなくなるともいえます。

ただし、お腹が張ってガスが溜まりやすい体質になっていったのは、彼女が初めに話していた父親との精神的葛藤とストレスが原因になっています。このようにストレスによりお腹にガスが溜まることは、ストレスがあると誰にでも一時的に起こる症状です。彼女の場合は父親との長期にわたる苦痛があり、それゆえに友達とも上手くやっていけないストレスがさらに拍車をかけたといえます。しかも、学校で自由におならを出せなかったので大きな問題（神経症）に発展していったのです。

自分がその症状で苦しみだしたのは、どういう心の状態のときなのかということが分かれば、背後にある原因も理解でき、こういう心の状態に陥っていたら症状を治すことができないということの理解ができるようになります。いま、何をしたらよいかということも見えてきます。症状のみにこだわっているうちは絶対に治らないのです。症状にこだわればこだわるほど症状がひどくなる。このことを理解するのが第一歩で、後は催眠（トランス）状態の中で症状へのとらわれを消し去っていけばよいのです。

一般的に人は症状にのみ意識を向けて苦しんでいます。この症状さえなければと周りに対し訴え、この症状さえなければ、自分は何でも可能なんだと、人は無意識的に自分の追い込まれた苦境を隠していきます。症状を作り出している原因を隠すために本来苦痛であるはずの症状を自分のために利用している場合があるのです。ここに心の病の大きな秘密があります。本当の原因をカモフラージュさせるためだから症状の方にずーっと意識を向けていって、この症状さえなければと訴えながら、自分の意識では本気で悩んでいる場合がほとんどでしょう。これさえなければと願い、それが消えたところで、本当の悩みがなくなることがないばかりか、乗り越えられない現実から逃避できなくなるのです。症状だけが治まったら自分の首をしめることになるのです。

人によっては本などで自己催眠をかじって、お腹が鳴らないように自己暗示をいれて、鳴らないかなとジーッと観察している。そうすると鳴り出して自己催眠が効かなかったと思う。しかしそんなものではないのです。観察するから症状を呼び出すのです。本当の意味で自己暗示を使いたいのであれば、自分の中にポーンと暗示を入れたら、あとは別のことを考えることです。意識を向けないことが大事なのです。

「お腹の音が鳴っているときがそんな感じでした。どうしたらいいんだろう、どうしたらいいんだろうと、お腹が空いているから鳴るんだと思えば、朝、たくさんご飯を食べたりしていた。でも改善されない。催眠指導を受け、症状にこだわらなくなるとお腹は鳴らなくなった」

「人の話が聞けない問題も、お腹の音やおならが気になって人の話を聞けないと思っていたが、子供の頃から家族の中で会話がないまま生活してきた。話を聞くといったら小言を聞かされるだけで、たまらなかった。だから、人の話を聞く余裕も経験もない。それが原因だと今では分る。友だちとの会話も自分がしゃべることが多く聞くことが少ない。それで友達も満足していない。人に好かれている人は、人の話を聞くのが上手だと感じた。だからいろいろな面ですごく変わりたいと思っている」と語っています。

人と交流ができない

「話をしていて汗が出たり、緊張が起こる。自分を出せない。なぜか恥ずかしがったり、この人馬鹿だなと思われるくらいなら初めから何も話さずにおこうと思う。職場でも自分は浮いていると思う。みんなと世間話ができない。初めての人と会うのが苦手だ。電話をかけることも苦手。一緒にいて楽しめる友達がいない。だんだん人と比較して自信がなくなった。自分の自信のなさを見破られることが怖い」

こう言って、二十代後半の女性が相談に来られました。彼女は一人っ子として育ち、二年前に父親が亡くなり、今は母親と二人暮しをしているとのことです。

彼女が話した生い立ちをかいつまんで書きます。このような子供時代が成長した後にどのように影響し、薬を飲み続けないと仕事も人との交流もできなくなったかを考えてみましょう。

「お金がないことを母はいつも愚痴っていた。お金がないので周りに引け目を感じていたのかもしれない。母自体お金がない家庭で育っている。いつも本当に欲しいものは手に入らないという不満があった」

「私はいつも学校に着ていく服にしても我慢していて惨めな気分を抱いていた。また、住んでいる家にしても、友達からもすごい家に住んでいるねとか、風呂はついているの？と冷やかされていた。卑屈になっていた。

（自分の責任でそのような環境にいるのではないが、子供としては自分が劣っているように思ってしまうものです）

こんなみすぼらしい家に住んでいることとお金がないという不満が強くても、子供である以上親を頼りにしていた。小学校の頃は両親の喧嘩といえばお金がないことだった。人に対して引け目を感じていた」

「中学校くらいになると親を責めるようになっていく。『何で家はこんな貧乏なの』とか、母が『お父さんはちっとも家にお金を入れない』と愚痴を言っても、『そんな人と結婚するからだ、父と結婚したあんたが悪い』と責めていた。母は『そういっても結婚する前は分からなかった』と反論する。そうして私は母に『貧乏くじ引いたね』と言うと、『ほんとにそうだね』と言っていた。今でも冗談で言うこともある」

「父は働いてはいたが、ほとんど家にはいなかった。出稼ぎで他県に行っているときもあった。しかし、稼いだ金のほとんどを自分で使ってしまっていた。そのことでの喧嘩も絶えなかった。自分も成長とともに母と一緒に父を責めるようになっていた。しかし一方では小さいときから父のことは好きだった。自分とよく一緒に遊んでかわいがってくれた大好きな父親だった。父が喜ぶから勉強もがんばった。コンクールなどで賞をとるとすごく喜んでくれていた。自分にとって父は大事だった。だから自分が少しずつためた貯金を父が黙って使ってしまっていることに気づいたときも父を責めることができなかった。でも、自分がちょっと置き忘れたお金が見つからないとき父が取っていったと、とっさに考えてしまう自分が嫌だった。ただ自分がどこにおいたかを忘れているだけだったのにと、あとで気づいて情けなくなったりした」

「幼い頃大好きだった父だが、お金に関しては私を喜ばせることなどなかった。しかも父はひとつだけ保険に入っていたが、それも死ぬ少し前に自分で解約して使ってしまっていた。だから父が亡くなったときは、なんの蓄えもなく保険もなくて、ああ逝っちゃったという感じだった。自分で使うだけ使って好き勝手して死んじゃったねという感じだった」

「幼稚園のときの集まりとかには、母方の祖母が来ていた。『何でおまえの所はお母さんが来ないの』と友達からも言われていた。『いいじゃない』と突っぱねていた。母は働いていたので来れなかったが、それが辛いというよりほかの子が羨ましかった。家に帰ったときお母さんがいる家庭が羨ましかった」

(彼女はここで話しながら涙ぐみ、こういう話をすると泣けてくると言っています)

「私が三歳くらいから母は働き始めている。小さい頃は母にべったりだった。だから学校から帰ってからは母がいない家は寂しかったはずだが、そのような記憶がない。記憶を無意識的に押し消している。母とは、朝学校に行くときと、ご飯を食べさせてくれるときと、夕方食事をするときの合計一時間ちょっとくらいしか会う時間がなかった。母は昼夜働いていた。父が作った借金の返済の一部と生活を支えるためだった。母とは交換日記をしていた。それに一生懸命自分の気持ちを書いていた。(涙ぐんでいる)学校を休みたかった。そうすれば少しでも長く母と一緒にいられる。母は仕事を休めなかった。でも私が病気のときは、少し遅れて家を出てくれていた。そのために寒いときに風邪を引きたいと思い水のまま風呂に入ったりした。母と一緒にいられる数十分を稼ぎたかった」

「私は強いと思われていた。実際悪い方向に走ることもなかった。甘えられない現実に対して強い自分を演じながら支えていた。だが本当は辛かった。自分がかわいそうだと思うこと、自分を哀れむことはいけないことだと思っていた。そう思う自分がかっこ悪いと思っていた。常にしっかりしておかなければいけないと思っていた。母から『あなたはしっかりしているから大丈夫、お母さんは信じているからね』と言われ頑張っていた。母が悲しむようなことは言えなかった。いろいろな要求もできなかった」

「小学校高学年にもなると友だちが自分のことをどう思っているかすごく気になってきて一人ひとり問いただしたい気持ちにかられていた。ものすごい衝動にかられ、一人ひとり捕まえて聞いてみたいと思っていた。家庭の事情とか親のことで人と自分の違いに苦しみ悩んできだした頃だった。

小学六年のとき遠い都会に転校した。転校する前は、友達や周りの人からちやほやされていた。勉強もできるし、スポーツもできたので、同級生からすごく持ち上げられていた。自分には取り巻きもできていた。実際はその子たちが何を考えているか分からないとも思っていた。でもその中で自由に振舞っていた。そして一人だけ特別な子（母みたいな存在）をそばにおいて、家みたいな感じで自由に振舞っていた。

都会に移ってからは、転校生で、いきなりまっさらな状態で、だれも自分のことを持ち上げもしないし、何も知らないからとても過ごしやすい状況でもあった。自分を知らない同級生の中で自分の都合がいいように演じるようになった」

彼女は、都会に引っ越すまでは、自分のことをすべて知っている田舎の同級生の中で過ごしましたが、引っ越しした後は、全く自分のことを知らない人達が近づき自分のことを知ろうとします。しかし、彼女はそれを隠そうとした。自分の家庭環境や親のことで、自信を失っているのでみんなとは仲良くできないのです。少数の人とは仲良くするけど心は打ち明けない。そういう自分ができていました。人にいろいろなことを聞かれ、説明を求められるのだけど知られたくないことがあるから避けるし、自分からも相手のことに踏み込まないし、こちらにも踏み込ませない。そうするとそれほど親しくならないから、時間が経つと人は離れていってしまう。もちろん自分の悩みを話さないし、何を考えているか、分からない人と思われるようになっていきました。

「自分のことをさらけ出すと恥ずかしいという気持ちが強かった。だから、自分を出せないことを意識しだした。相手が私のことを知らないから、こう思われたいという自分を出していけばよいと思っていた。自分は頭がよいとも思っていた。しかし、本当は自分に自信がなく、自分を（考え方が浅い自分を）見破られることが怖かった。考え深い人に思われたいと思い、それがばれないうちに退散する。自分を偽っているので地が出ないうちに引き上げるような状態だった。たくさんしゃべっているとその人が分かってくるのであまりしゃべらないようにしていた。あまり知識がない事柄について話していてもその人より深く知っていたいと思うが、そうでないときは知っているところまで話して、じゃーねと去っていくところがあった。見栄を張るというところを何とかしなければと思うのだけど……。自分が人よりも優れているという優越感を持つことで自分がおかれている環境を忘れ、そこのとこで張り合おうとしていたのかもしれない」

彼女は自分の置かれている境遇が負けているだけに実体のない優越感で補おうとしていました。どこかで埋め合わせしないと辛かったのです。誰もがパーフェクトという世界はありません。ある部分では自分が勝っていても、ある部分は他人が勝っている。そういう現実を受け入れられて上手くいくものです。全部自分が勝っていないと気が済まないという気持ちが自分を追い込んでいきます。それは辛い、何とかしたいと思っても、歪んだプライドというのか何かが邪魔します。そのプライドと思っている正体は、自分が満たされていない環境、惨めに思っている家庭環境が裏側に控えているから、それがあるゆえに自分自身を苦しめます。虚栄心で自分にバリアを張っています。家庭的な環境が違っていたらこだわることなく流せることもあったのです。だからもっと自然体になり自分をありのままに出して苦しくない状態を作らなければならなかったのです。

彼女は自分に関心をもって近づいてくる人たちを拒絶してしまったのです。それで孤立化し、こうでありたいという虚飾の自分を表現しようとしたので、そこにある嘘で人と深く付き合えなくなっていきました。

でもこれからは子供時代のように、親が作った環境の中で生きていかなければいけない時代は終わり、今度は自分で環境を作っていける時代になっている。だから、自分の現状を自然体で出せるように周りと心を開いてつきあえるような環境を作り出していかなければいけない。今までの自分を引きずらず、自然体でいられる自分を作っていけば、必ず人間関係も改善される。楽に過ごせ魅力も出していけるのです。

彼女の心の病の原因となっているものは、もうお分かりのように、幼少期の両親を含めた環境と自分のおかれている状況を隠そうとしてしまったばかりに自分を出せずに孤立化してしまったことにあります。彼女がこのようになりたいと願う自分に変わっていくためには、こうした子供の頃からの心のしこりをほぐしていかなければならないのです。

社会人になっても人の中に入っていけない。人間関係が上手くいかない。そういった悩みは自分を隠そうとする気持ちが時間とともに芽生えてきて、初めは自分が人を拒絶していたのが、今度は自分が嘘を隠すために人の中に入っていけなくなり、人から拒絶されるようになっていった。そのように展開していったということを理解しなければいけません。

私の所に来る人のいろいろな性格面の相談において、「自分は暗い性格なのでそれを催眠で変えてくれ」とか「もっと人に好かれる人間にしてくれ」とか「前向きに生きていけるようになりたい」とかいう相談もよくあります。しかし、そのように思っている性格が果たしてその人の生まれつきなのだろうか。退行催眠で幼少期を振り返ってみると、意外と生まれてまだ悩みを感じていない頃は明るく振舞っており、今とは違う自分を思い出します。そういう人は育った環境によって暗い性格などに変わっていったわけだから、治すのは簡単です。人は、他人と接触をするようになると他人からいろいろな評価を受けることになります。そんなとき、たまたま家庭環境などでストレスを受け悩んでいると自然に明るく振舞えなくなってしまいます。それを他人から指摘されることで、いつしか自分は生まれつき、そうなんだと思い込むようになってしまいます。こういった誤解からの自己像にがんじがらめにされている場合が多いものです。

自分に自信が持てない

自分に自信が持てないことで心の病に陥ってしまうケースがよくあります。ここに紹介したいくつかの症例も自分に自信を持てないがために症状を作り出していることがお分かりいただけると思います。今からご紹介する症例で、赤面、醜形恐怖、対人緊張・恐怖なども成長過程において何らかの事情で自分に自信が持てなかったことが影響している場合が多いのです。そういった視点から読んでみて下さい。

よく、自信がないので自信が持てるようにしてくださいと相談されることがあります。気持ちは分かるのですが、相談を受ける側にとっては複雑な心境になります。この人は〝自信〟というものをどうとらえているのだろうかと。幼少期のトラウマによって自分に自信をつけることができず困っているということであれば分かるのですが、現在まで何ら自己向上の努力をしないままで過ごしていて、ある日突然、自信に満ちた人生を送ろうとしてもそれは虫がよすぎます。自信というものは努力の積み重ねにより培われるものです。催眠暗示によって、空虚な自信に満ちた気分になったとしても、それがその人の人生に何ら深い意味を持ちません。ごまかしの人生を生きるとしても社会生活ですぐにボロが出てしまいます。

では本当に自信に満ちた人生を送るためにはどうすればよいのでしょう。これまで努力して自分の中に確かに蓄積されているものがあったとしても、どうしてもそれが支えにならない、自信につながらない。または、努力しようと一生懸命になっているのだけれども何かが邪魔して持続できない。すごいジレンマがある。やらなければいけないことが分かっていても集中できない。時間だけ過ぎて空転してきた。という場合など、何らかのトラウマが邪魔していると考えられます。こういう場合、その人のトラウマを排除してやることで、なすべき努力ができるようになります。そしてその後の努力に比例し結果的に自信がついてきます。その人の中にない知識や精神力を、催眠によって魔法のように授けることなどできないのです。勉強をしてこなかった人に学問の知識を与えたり、基礎訓練をしてこなかった運動選手に体力や根性を簡単に与えてやることはできません。もしそのようなことが可能ならば、誰もが楽をすることしか考えなくなることでしょう。

相談者から人前であがって話ができないから治して欲しいという依頼があったとします。その場合、なぜあがるのかという原因を見つけ出し解放してやりますが、その人が、人前でプロのようにうまく話せるかは別問題なのです。トラウマが消えたことで、人前であがらずに話せるようになったというだけで、これから場数を踏んでうまくなれるかどうかのスタートラインに立ったばかりなのです。よく考えてみるとあたりまえのことなのですが、相談者はかなり他力本願的になっているものです。何度も言いますが、催眠は魔法をかけることではありません。しかしながら、やる気が起きたり人前で堂々としておれたり、今までどうしてもできなかったことができるようになれば魔法にかかったように感じるのもうなずけます。そのようなスタートラインに立たせることは可能なのです。

トラウマは、放っておけば恐ろしいもので、人の人生を大きく狂わせる力を持っています。例えば、中学または高校時代にひどいニキビに悩まされていた場合、その後きれいに治っていても、そのときに人目を気にし、苦しんだことがトラウマとなり、大学に入学したのに授業に出れなくなって中退したり、人前で赤面が出るようになり、職場で冷やかされて悩み、実力はあっても活躍できなくなり、人生を狂わせることがあります。そして誰もが、自分がそうなっていった原因が青春時代のニキビだなんて気づくこともありません。

赤面

赤面に悩む二十代の女性の例をあげます。彼女は自分の顔が悪いと思っていて、そのために人の輪に入れなくなっています。もっと顔がよかったらと常に悔やみ、自分の顔に人の視線が止まるのを恐れ、目を合わせるのも怖く、また瞬間的に赤面した顔を見られるのも耐えられずに苦しんでおられました。しかしながら、彼女は赤面で苦しんでいるとは訴えていても、自分の顔が悪いので苦しんでいるとは初めのうちは口にされませんでした。赤面を見られたくないから人と話ができない、人の輪に入れないと悩んでいます。しかし本当の原因は赤面のせいではないのです。

彼女は小さい頃から二人の姉に顔のことでずっといじめられてきました。目が小さいとか、口が大きいとか鼻が変だとかいつも姉たちに顔のことを言われ続けて悩んでいました。でもどうして二人の姉が顔のことで自分をいじめるのかという理由を子供であるがゆえに分からなかったのです。この姉妹の場合は、姉二人の学校の成績がすごく悪かった。唯一一番下の彼女だけが成績がよく親にかわいがられていたのでそのやっかみだったのです。

姉たちは妹に劣等感を抱いていた。親が一番下の妹だけに甘いという不満を強く抱いていた。それが理由だったのです。

しかし、傷ついた彼女は人の中に入って人から顔を見られることを意識し始めた。意識すると赤面している自分に気づき始め、赤面しているのを見られたくないがゆえに人前に出れなくなってしまったのです。彼女はその他に産毛のことも気になっていたが、それは自分で剃ることで解消できていました。彼女はまた、姉から蹴ったり叩いたりされることもあった。よく喧嘩をしていた。姉達に対抗して向かっていくような気性が激しい性格もあったのです。それゆえにどうにもならない変えることができない顔に対しての不満も大きかった。友達の輪に入れなく、友達ともっと会話をもちたくても我慢していることに強い苛立ちを持つようになっていきます。また、母親から、あれしなさい、これしなさいという指示にも不満があり、自分の好きなようにできないストレスがあった。さらにまた、彼女は幼稚園の頃から人の目を気にしておしゃれでもあった。優れた美的感覚を持っていた。髪形なども気に入るまで直していた。そのような他の要素も災いして彼女をさらに傷つけていったのです。

この例は次に述べる醜形恐怖症に似た面があります。客観的に見て醜くなくても自分が醜いと思い込み苦しんでいくのです。

これは自分自身のよい面に目がいかなくなり自分を客観的に見ることができなくなっています。自分は醜いという観念に縛られるのです。もちろん催眠療法はこれらの観念から解放してやることができます。そして赤面が出なくなっていきます。

赤面症の場合、もっといろいろな原因がありますが本書では省略します。しかしながら、赤面症というものの本質は、その人にとってさらけ出せない心の中の要素があり、それが見透かされたと感じた瞬間に赤面してしまうものです。そこを見極めれば治すことができます。

身体醜形（恐怖）障害

身体醜形（恐怖）障害（以前は醜形恐怖症と呼ばれていた）は、日本人の場合人口の約一パーセントに及ぶと言われています。この病気は自分の顔や身体に関して醜いと思い込み、それゆえに人とのかかわりができなくなり、最終的には閉じこもってしまうことになります。自分の顔などに自信がもてなくなり、自分が醜いので自分には友達ができないとか、彼や彼女ができないと思い込んでしまいます。顔だけではなく、プロポーションの問題で悩み、体毛や歯並びのことなどを問題にします。

結局外見上全て、つまり全身がその対象になっています。しかし、その背後には、幼少期からの強いストレスやトラウマがあり、それが原因で人に好かれないとか、人の中にうまく入っていけないというように人づきあいがうまくできないことなどが生じているのですが、それは外形のせいだと勘違いしてしまっています。問題は外形ではなく心の中に抑えこまれている過去のドラマにあるということが分からないまま、間違った思い込みで、あるときから悩んでしまい、自分ではどうしようもなくなってしまいます。これも無意識の中に抑圧された幼少期のストレスやトラウマが原因になっているのですが、自分ではそれに気づくはずもなく、またカウンセラーなどに指摘されて気づかされてもなかなか受け入れ難く、自分一人ではそれを解消し乗り越えることはできません。そのためにも催眠（トランス）状態という心を素直にし、原因を正しく認識できるようにする技術が必要なのです。

具体的に母親と一緒に相談に来た二十歳の女の子の症状と原因が作られた背景を見てみ

ましょう。私は催眠面接の際は、親子であっても同席は許しません。なぜなら親であっても子供としては聞かれたくないことがあります。もちろん私が聞いたことは、たとえ親であっても絶対にお話しすることはありません。そうしなければ本人の心の深層に触れることはできないからです。本当の気持ちを話せる環境を与えてやることで、だんだんと自分の抑圧していた当時の心境を素直に見つめ直すことができるのです。

彼女は小さい頃から習い事をよくさせられていました。母親が望んでいることなので好きでもない習い事を頑張るしかなかったといいます。当時、習字、ピアノ、テニス、バレエ、陸上などやらされていたので、子供同士で遊ぶことがなかったということです。

でも常に習い事一つひとつを他の子と比較され、自分が劣っていた場合辛かったと言います。いつも母親のために頑張っていたのです。通信簿で〝良い〟が多いと一番に見せたかったのは母親だったといいます。

ピアノなどの習い事に行きたくないと駄々をこねていたら、叩かれて行かされていたけど、母親のことは好きで頼っていたようです。内気で言いたいことを人に言えない、自分の思いを内に秘めるタイプだったので、自分のことを聞いてくれるのは母親しかいなかったようです。

小学五年のとき進学塾に入ったのですが、成績順でクラス分けされ一番下のクラスになったときは親に顔向けできなくすごく辛かったと言っていました。それで一生懸命勉強されて、Ｂクラスになり親が喜んでくれたのが嬉しかったようです。しかし、どんなに頑張っても、どうしてもＡクラスには入れなかった。そのときは、学校の宿題が多くて忙しいので塾の勉強ばかりしていられないと言い訳していた。でも自分はダメなんだと心の中では自己否定していた。辛かった。よく泣いていた。だから塾に行くことが辛く苦しかったが、母親が悲しむと思うとやめると言い出せなかったようです。彼女は親の期待にそえなかった当時の挫折感を引きずってしまっていたのです。

高校生のとき小学生だった弟が、自由に過ごしているのを見ていると、これが小学生なんだと思い、自分にはこんな時代はなかったなと感じていたことを思い出されていました。

彼女は結局中学受験、高校受験と失敗し、自分がだんだんと親から見離されていくのを感じたと言います。中学時代はまだよい高校に行ければいいという夢がありました。しかし、高校に入ってからは、よい大学に入って名誉挽回しようという気持ちは、もはや起こらなくなったのです。当時のことを彼女はこう語っていました。

「以前はお父さんが一流の大学を出ているから、よい学校に進学するようにうるさく言われていました。進学塾でも、よい学校に行くことが、人生よくなることだと教えられました。でも自分は両親のために勉強しているだけでした。志望校に落ちたとき、自分はこれで親にとってどうでもよい存在になったと思いました。親が自慢できる子ではなくなったと思いました。それでも不合格を知ったときはムカッときて、よい大学に行こうと思ったけど、だんだんどうでもいいやと思うようになりました。自分にはもう無理だと観念したんです。

結局、高校時代は、自分は期待されない存在になり、注意ばかりされるようになり、すごく嫌だった。『私だってこんな生活をしたいと思っているんじゃない』と言いたかった。でも自分で何をやっているんだろうと思うと嫌な毎日でした。全く勉強もしていない。友達はいても心を開けず、想像していた高校生活とは違っていました。

高校二年になると、流行の服を着て、男の子に関心を持っていて、勉強を頑張るのはかっこ悪い、みたいな感じの子が集まってくるグループに入っていました。当時のグループは気が合うから集まっているのではなく、嫌でもそこを抜けると孤独になるので、そのグループにしがみついていたんです。そして、そのグループでは彼氏がいなければ話題についていけないので、彼氏がいない自分をバカにされるのではないかという思いに苦しめられました。幸い自分を仲間外れにしようとする子は誰もいなかったけど辛かったです。

彼氏をつくろうと努力してみましたが、どうしても彼氏ができず、受験に失敗したときと同じような挫折感に打ちひしがれました。当時、彼氏が欲しいというよりもできないことが辛かったのです。その言い訳として、自分の顔の輪郭のせいにして現実から逃げ始めたのだと、今は分かるような気がします。

でも当時は、みんな彼氏ができるのにどうして自分だけできないのかと気にしはじめた。そんなときに周りを見たら、みんな顔が丸かったので、自分は顔の輪郭が悪いから彼氏ができないんだと思うようになり、友達とも遊びたくなくなり、彼氏の話題が出ると一人でトイレに逃げていました。輪郭は治しようがないと考えることが苦しかった。特にあごが長い輪郭のことをひどく気にし始めて、結局あごの骨を削ったのと、頬に脂肪を入れる整形手術をしました。そして、当時の写真は全て捨てました。しかし、結果として何にも解決しませんでした。

どうにか短大の家政科に合格したけど、小さい頃から勉強を頑張ったのは、何だったのだろうと思うようになりました。そして、入学式直前に外出できないくらい苦しみだしました。その頃父の会社が倒産したこともあり、短大をやめる理由にしました。でも小学校、中学校時代の友人達が、よい大学に入ったと知らされることが耐えられませんでした。それで、一年浪人して大学を受け直したかったが、予備校にいく金がないといわれたので、浪人し、五カ月間は通信講座で勉強しました。少しでも自慢できる大学にいきたかった。地元を離れたかった」と振り返っていました。

彼女は短大をやめた一年後には、精神病院に入院するまで病状がひどくなっていました。誰にも会うことができず家の中に閉じこもる状態でした。もし自分が外出し、通りがかりの人が自分の顔を見れば、その人に不快な思いをさせるし、自分も死にたくなるとまで訴えていたようです。

催眠療法で心をほぐしながら、今後の人生を一緒に考えていくことで、輪郭に関する意識は自然と和らいでいきました。顔の輪郭など本当は問題ではなかったんだと、深く理解できるようになっていったのです。そして自ら進んで人との交流を持てるアルバイトを選択し、複数の男性からデートに誘われるようになっていきました。これからは積極的に生きがいを見つけたいと語るまでになりました。

催眠療法のよい所は、相談者の意識に上っている部分だけに焦点をあてたり、意識にのみ理解をさせようとはしません。相談者の無意識に働きかけ、無意識の中にどのような観念が渦まいていたかに気づかせることで、意識の理解を無理なく進行させ、これまでの歪んだ観念を修復することができるのです。

劣等感

劣等感が根底にあると様々な神経症の症状が出てくることがあります。劣等感という言葉を使うと、一般的に学校の成績がよいか悪いか、どこの学校に通っているか、がすぐに問題になりそうですが、そんなことではなく、劣等感というものを人との比較から起こる感情という観点から捉えてみましょう。

子供のときから、兄弟姉妹であったり、親戚や近所の子であったり、学校の同じ年頃の子供達と比較され、兄または姉はこうなのにどうしてあなたは違うのとか、どことかの誰はどうだのと聞かされてきた場合、いやがうえでも他と自己との比較という習慣が身についていきます。

特にまだ幼い頃に人と比較されて自分の方が劣っているという印象を不幸にも与えられ

たならば、問題はもっと深刻で、親からの暗示の呪縛に縛られてしまいます。

幼い頃の親からの暗示というものは、想像をはるかに超えた絶大な影響をもたらします。子供の世界を思い浮かべてください。例えば、幼稚園児くらいの子が走りまわっていて、こけて、脚や肘をすりむいたとします。そして大声で泣き叫んでいたとしても、親が駆け寄り「痛いの、痛いの、飛んでけー」と呪文を唱えるとすぐに子供は泣きやみ、再び元気よく遊びまわります。これくらいに親からの暗示はよく効くのです。このことを無視してはいけません。

ここで大事なことは、あくまでも実の親か、すごく身近な人からの暗示ということです。なぜなら、見知らぬ人が近寄ってきて同じことをしたとしても、うまくはいきません。子供は泣き続けることでしょう。このこともしっかり分かって欲しいのです。それだからこそ、子供は実の親に自己否定されること（人よりも劣っているというレッテルを貼られること）が一番こたえるのです。

親からの暗示によって様々な心の病に発展したケースが山ほどあります。親から人と比較する癖をつけられたという自覚が、本人にない場合もあり、それに気づかせるのに時間がかかる場合もあります。また、親が過剰にかまってきて、本人がその期待と要求に一生懸命応えようとして、自ら人との比較による劣等感を作ることがよくあります。この場合も、親から直接比較されていないので、自分の中に比較による劣等感が生じていることに気がついていません。

子供というものは、親からの愛情を受けたいがために、親の要求に応えてよい子としての評価を受けようと可能な限り努力します。それができない場合、挫折感を感じるわけですが、親の対応次第で、これも劣等感として影響を残します。また、親がどのようなことを望んでいるか、どういう価値観を持っているかを、日頃の会話の中から受け取り、それらを満たすことで自己満足と安心感を抱くようになります。

例えば、常日頃親から「あなたは公務員になりなさい」と直接命令される場合と、親が「公務員はいいよね」と人と話しているのをよく耳にして、自分が公務員になれば親が評価してくれる、喜んでくれると間接的に影響を受ける場合があります。

前者を直接支配といい、後者を間接支配と呼びますが、特に間接支配の影響を受ける子供は、親から過保護に育てられて自己形成が十分にできないまま育ち、大人になっても親の価値観の中に身をおくことに安心感を見い出している状態です。常に自分に自信を持つことができないで苦しみます。壁にぶつかったときなど自分一人で対処できずに苦しみます。

自我の確立と自己形成の不完全さにより心の病も引き起こされてきます。ですから、客観的に自己を見つめさせ、どうあるべきかに目覚めさせなければいけないのです。

もっと違った劣等感もあります。子供の頃の親の職業だったり、経済的に恵まれてなく生活が苦しかったり、親が事業に失敗しこれまでの生活が一変した場合など、子供は自分は皆とは違うのだという意識や、自分は劣っているという意識にとらわれ、自然と萎縮していきます。子供の頃に身についた感覚が、その子の人生に劣等感として大きく影響します。

親の場合は、大人であるのでその後、苦境を乗り越えることができれば、その達成感で当時の心の傷は消えていきます。しかし、子供にとっては、まだ幼かったために、どのように環境が好転しても心の傷は残っていく場合が多くあります。

これは同じ体験でも、大人となってから体験するのと、子供の時期に体験するのとの大きな違いなのです。

対人緊張・あがり

二十五歳の女性が、職場の朝礼で緊張して身体が震え、顔が引きつり、話すことができない、と悩んで来られました。話をよく聞いてみると、単に人前での緊張だけでなく人に見られていると、相手が自分をどう見ているかが気になって顔が引きつるとのこと。二人だけで話していても、自分のことをおかしいと思われているようで普通に話せなくなる。相手の言っている話は一応耳に入ってくるが、上の空で聞いている状態だと言う。

人前での緊張は、小学校二年のときから人前で本を読むと声が震えるようになり、中学校に入った頃には、顔もひどく引きつるようになった、自分をよく思っていない人の中では特に強く出ると言っていました。いまは一人で道を歩いていても、喫茶店などに一人でいても周りの人から見られているようで強い緊張が起こり、いたたまれなくなると訴えていました。

これがひどくなると人が自分のことを悪く思っている、または悪口を言われている気分に襲われ、人の中に入っていけない対人恐怖、視線恐怖という状態に発展します。

また、彼女は、自分に対し人がどう思っているかを気にしていて、話をしていても自分がこう言えば、相手はどう思うだろうかと強く気にしていました。これは小さい頃からの父親の影響で、人の気持ちをよく考える父親の性格が反映しているのです。父親は彼女が幼稚園の頃から、「周りがどういう気持ちでいるか考えろ。もし、こうすれば相手はこう思うだろう」としつこく説教していたようです。一人娘だった彼女は、父親が願うよい子でなければと父親の考えにあわせて思考していくうちに、人が自分をこういう人間だと思っているから、人に対してこうしなければいけない、相手の期待に応えようと気を使う癖が身についてしまったようです。

次に対人緊張から発展した例を挙げます。

対人恐怖・視線恐怖

三十代の既婚者で、相談に来られたときは、これまで苦しんでいる症状を治すため、すでにいろいろな所に助けを求めて相談されていたようでした。この方は、人と接していると緊張が出て、その緊張が相手にも伝わり相手も自分と同じように表情がこわばってくる。このままでは人と会話ができないと訴えていました。ひどくなると自分の顔が引きつってきて相手は目をそむけるようになり不快感を与えてしまう。人の前に出たときに、自分が変な人と思われないか、何、この人？　と思われないかが気になる。どうして？　と言われても分からないけれど、何となく自分に向けられた目線等で、「あ、変な人と思われている」とか感じてしまうようでした。また、道を歩いていても人が自分を注目し、嫌な目で見ているようで苦しい。時々自分の方を見て悪口を言っているようにも感じると話していました。

このような症状を作り出した原因を簡単に言ってしまえば、彼女の母親が弱視で目が不自由だったことが原因で、後に対人緊張から恐怖にまでなってしまっているのです。結局彼女は子供の頃から、母親と一緒に歩くことが苦痛だったのです。母親と一緒に歩くときは、白い杖を持たせないようにしてはいたが、一緒に外を歩いていて周りの視線が気になって苦しかったのです。母親が、自分に寄り添うような歩き方をするので目立っていたので、どうにか知られないように隠そう隠そうとしています。

こう書くとなんと冷たい愛情がない娘だろうと思われるかもしれませんが、決してそうではありません。母親に対する深い愛情は十分に持っています。

　また彼女は、自分の家が貧乏だったからそれを隠すために努力したり、母子家庭で、同級生から父親のことを聞かれると死んだと嘘をついていたようですが、あるとき意地の悪い先生が皆に本当のことを話ししたので、嘘つき呼ばわりされたり、何か隠さなければならないことをいくつも背負って生きていることにだんだんと卑下し、人が自分のことをどのように思い、どう評価しているかが異常に気になって苦しんでもいました。

　いろいろな人生があるけれど、彼女は子供心で精一杯悩み苦しんでいました。子供時代に感受性が強ければ強いほど、受ける影響も大きいのです。自分の置かれている環境の中で辛いからこそ知られたくないと悩むことがある場合、それが知られるのではないかという不安もまた大きくなります。そして苦しみます。

　毎日母親が作ってくれる弁当を人に見られたくなくて気にされていたようです。母親は目がよく見えなかったのでこれ以上作れないとは分かっていても、友達のかわいい弁当とか見ていると恥ずかしかった。母親の目が悪いことを知られたくないというのが根底にあったので、こそこそ隠しながら弁当を食べていた。これ以上同情を買うようなこと、引け目を感じるようなことを皆に知られたくなかった。だから、母親との外出など特に気を使っていて、周りを気にしていたようです。

よく行く洋服屋の店員が、母親と一緒の所を見かけたらしくて、「この間見かけたけど、お母さんと一緒だったの？　お母さんは何か病気なの？」と聞かれたが、「いえ別に」と答えるしかなかった。母親は目が悪いから、一緒に歩くときは寄り添うようにして歩いていた。それを見て病気かと思ったようだった。でも、本当は知られてしまったのかなと思い不安だった。

このように自分を隠さなければいけない環境が、人目を気にするようになっていったのだということを彼女は先ず自覚しなければいけません。人によって違いはありますが、隠そう隠そうとしてきたことで、対人恐怖で苦しむようになった人がかなりいます。貧乏だったからとか、母子家庭だからとか、また親の職業や親兄弟の精神的な病気も含まれます。さらに、人に言えない被害にあったとか、何かの障害など、子供なりに隠したい、知られたくないということを背負って成長していく中で、影響が出てしまうものです。

人に対し自分からは「母は目が悪い」とは言ったことがない。常に気にしていたから周りがどう思っているかが気になっていた。周りは関心がなくても自分で気にしているから、周りを一生懸命に観察している。気づかれるのではないかとすごく不安をいだく。母のことを心配しつつも知られたくないという気持ちが強かった。そんなある日「知られたくないのは自分のためであって、母のためにはなっていない」と感じたとき、そうした彼女の思いが、自分だけのことを考えた利己的なものだったと思うようになって、だんだんと母親に対して持ってはいけない悪い感情を抱いてきたという罪悪感に変わってきたようです。

誰でも年頃になってくると、髪型や服装にすごく気を使うようにもなるものです。そういうものだし、それはそれでよいことです。しかし、普通とは違う部分があり、それを人に知られたくないという感情が強い場合は、そんな感情はあたりまえのことだと思えずにとらわれて苦しむことになります。彼女の場合、母親の目のことを知られたくないという気持ちは、目の悪い母親をさげすんでいるかのような罪悪感につながっていったようです。

もちろんこういった考え方の間違いや、長い時間の中で形成された無意識の中の観念、抑圧されうっ積した感情、身についてしまった緊張・恐怖という条件反射などを催眠状態の中で切りかえ取り除いてやることで治っていきました。

多汗症

多汗症といわれる症状は、無意識的に反応した緊張の状態が作りだしています。何らかの心的反応によって交感神経が興奮することで発汗が起こります。しかし、本人はその原因が分からずに汗が吹き出て困るという現象面にのみとらわれ悩んでいるうちに汗が噴出する場面が増え、苦しい心理状態に自分を追い込んでいきます。

三十歳代の男性が、人との交流で手のひらや甲に多量の汗が吹き出ることを、悩んでみえられました。

原因を追究していく中で以下のようなことが判明しました。小学五年のとき父親の会社が倒産し、両親の離婚後、生活保護を受けるようになります。無神経にも担任の先生が、クラスの皆がいる前で、生活保護を受けていることが分かるような発言を繰り返しているうちに、自分の名前を皆の前で呼ばれると手に汗をかくようになったということが分かりました。

この男性を催眠状態にしてそのときの様子を思い出してもらうと、手のひらだけではなく甲の部分も毛穴から汗が噴出してくるのがはっきり見て取れます。間違いなく小学校五、六年の二年間で緊張による発汗が条件反射的に定着してしまったことが分かりました。当時の心の傷を癒し条件反射を変えてやることで、（その後エスカレートしていろいろな場面で発汗するようになっているのも含め）発汗しなくなっていきました。

多汗症の原因になっているものは、様々なトラウマ体験だったり、子供時代の罪悪感や、優越感の維持のために緊張を作り出すような環境だったりします。しかし、これらの原因から作られる症状よりも、発汗している状態を知られたくないという緊張が症状をどんどんとエスカレートさせてしまいます。この予期不安（この状況は、また発汗してしまうのではないかと予期し、不安がる心境が作り出す症状）を治すのには手こずります。

多汗症とは、手のひらのみに汗をかく場合は少なく、顔や頭という身体の一部または全身に発汗する場合があります。汗のでる量も様々です。今は手術によって発汗を止めることもできるようになっていますが、まだまだ問題を残しています。

例えば、手のひらの発汗を止めるためには、脇の下の交感神経を切除しますが、手術が成功して手の平の汗が止まった分、今まで気にならなかった場所に汗が噴出すようになってきます。それが胸や背中であると、女性は夏場など薄着ができなくなってしまいます。また、片方だけの交感神経を切除した場合、頭や顔の半分だけが発汗しなくなり、夏場は顔の半分だけが特に日焼けするということにもなります。

幼児虐待

今度は幼児期に親から虐待を受けたことによって対人恐怖に苦しんでいる二十歳の女性の例と、親から自分が受けた虐待を我が子に対してやってしまう（世代間伝達）親の気持ちに触れていきます。

■親からの虐待

彼女は二十歳の短大生で、初めて相談に来たときに、すごくおびえていました。話す声も小さくおどおどしており、かわいそうな印象が残っています。人との会話においても、相手にまじめな顔でじっと見つめられると怖くなるらしいのです。

子供の頃から、彼女の父親は怒ったり、叩いたりはしなかったけど、父親にじっと見られる視線が恐かったと話していました。その見られる感じが、誰に対してもよみがえってきているのでしょう。

でも彼女の対人恐怖・緊張を作った原因は彼女の母親にありました。

母親は彼女をしょっちゅう叩いて育てています。二十歳の現在でも時々叩かれると言います。「子供の頃は自分だけではなく、誰でも自分の家では叩かれているんだと思っていました。母が叩きだすと逃げ場がないので、どのようにしたら、痛くないかを考えながら、早く母が叩くのをやめてくれないかと泣きながら耐えていました」と振り返っていました。

彼女は学校での人間関係にも適応できなくなり、だんだん学校にも行けなくなりました。その頃になってやっと、常に何かにおびえていて無口で心を閉ざしているような、尋常ではない自分の精神状態に気づき心療内科に助けを求めました。しかし、事情を聞いた病院のカウンセラーによって、「あなたがこのようになった原因は、あなたのお母さんの子育てに問題がある」ということを聞かされ、いままで自分が悪いと思っていたけど、悪いのはお母さんだ、お母さんのせいでこうなったんだと見方が変わっていくことで、さらに彼女の症状は悪化していきました。このように単純に事態を認識して、かえって心をより壊すこともあります。彼女は母親を恨むようになっていきます。あるときカウンセラーが、母親を連れてくるように指示しました。彼女は母親と一緒にカウンセラーと面談して帰った後に、母親から、「あんたのせいで、私は恥かいた」とこっぴどく責められ、殴られて、その後病院に行かせてもらえなくなりました。

彼女は言います。「母は娘が幸せになることが嫌なのではないかと思います。私が学校にも行けず、就職もできず家にいることを望んでいるのではないでしょうか」。

彼女が私の所に相談に来たときは、人と安心して話ができる状態ではなかったのです。彼女は人が自分のことを批判して、馬鹿にしているという感覚でおびえています。人の目も怖くてたまりません。常に目を伏せています。人と目を合わせるのが怖いのです。特に人の不機嫌な表情を見ることがダメなのです。これは、小さい頃から母が不機嫌そうな顔をしているときに、叩かれていたことの条件反射です。今もそのような顔つきをしている人には近づけないのです。年上の女性とも話が上手くできないのです。何か質問でもしようものなら「こういったことも、わからないのか⁉」と怒られそうで怖いのです。母親を無意識的に連想してしまうような状態のなかでは、何も受けつけられなくなっています。

もちろん威圧的な態度を取る人がいると近寄れません。

さらに不幸なことに、幼稚園の頃、三十代の男性に性的いたずらを受けたことで、男性を異常に避ける傾向もでてきていました。男性が身体の一部に触れるだけで身体が固まってしまい恐怖感がでます。彼女は男性と交際することもできず、死んでしまいたいと一人悩んでいたようです。

このように幼少期の頃、親からの虐待を受けて育つと子供は〝自分はいつも親から責められ否定されている〟と感じ、それは〝自分が、つまらない、価値のない人間だからだ〟と思い込んで、自分の存在価値が形成されずに自己否定に至ります。親から誉められたという経験が少なければ、自分をどうしてもよく評価できない、自分のよいところを探すことも、受け入れることもできないまま成長していくことになるのです。

このような場合は、親の育て方を批判しても子供を慰めることにはならず、混乱させることになります。いま新たに親を責めたところで、今後今の状態をどう改善していけばいいかの方向性が子供には見えないからです。また虐待を受け、育った子供であっても、過去満たされなかった親からの愛情を心の底ではまだ求め続けているのです。無意識的に切望している愛情を得ることができないまま、親を責め恨んだら本人の心はもっと苦しくなっていきます。

この例に出している娘さんも一年以上かかりましたが、短大に戻り、新たにクラブにも入り、ボーイフレンドもできて、無事卒業されました。心を癒すためには、無意識の領域に焦点を当て、そこを十分に癒さなければ意味がないのです。

■世代間伝達

親が自分の子供に、言葉の暴力や殴る蹴るなどの暴力を振るってしまう幼児虐待が社会問題になっています。程度の差はあっても、そうした親達は、そのまた親から虐待を受けて育っている場合が多いのです。これを、暴力の循環もしくは世代間伝達と呼んでいます。

私の所に相談に来られる方は、ほとんどが母親ですが、中には父親の場合もあります。ある父親などは、早く治したいと焦っておられたので「子供を愛しているのですね」と言ったら、「子供はどうでもいいけど、このままだと子供を殺してしまいそうだから自分が困るのだ」と言われていました。自分の子供に愛情を抱けないところまできているのです。この男性は、子供の頃、親から泣くことを強く戒められ、自分でも耐えてきたことによるトラウマが原因でした。子供に対する虐待のきっかけは自分が風呂に入れてやるとき、子供が泣き声を上げ泣きやまなかったことが発端になっていました。

母親の場合も自分が子供時代に親からされたことと本質的に同じことをしてしまいます。そして誰もが、子供を虐待した後に、自分がしたことを後悔し落ち込みます。虐待しているときは一時的に感情が高ぶり、自分では気持ちを制御できない状態になっているのです。もちろん個人差はあります。虐待の程度は人様々です。

催眠下で子供を虐待している状態を再現して、自分の心の状態を客観的に見つめてもらうと、自分が子供のときに受けたことと完全に重なると、全員が驚きます。見事に同じ接し方をしているのです。自分が子供の頃に受けたときの感情のエネルギーが発散できないまま無意識に抑圧され、それがトラウマとなっているのです。いったんトラウマとなってしまうと、どれほど時間が経っていても、自然に和らいだり、消滅することなく、何度でもそれが出てくるときは当時の鮮度を保ち爆発（再現）するものなのです。そして全員その後に後悔の念にかられ、自己嫌悪に陥ってしまいます。こういう状態から解放してやるためには、無意識の中にうっ積された感情のエネルギーを解放してやることが必要です。本質的には、トラウマの解消と同じですが、親自体の心を十分に癒してやる必要がありま す。自分の子供を育てながら、その子の中に自分の子供時代の苦悩が無意識的に映し出され、それにトラウマが反応してしまっているのです。またトラウマの再現性から見ると、無意識に自らが自分の子供時代の解決していない感情を自分の子供の中に見つけ出そうとしているのでしょう。

つまり幼児虐待とは、過去にトラウマとなった自分の虐待的な親子関係を無意識のうちに自分の子供に繰り返すことで抑圧された当時の感情を発散しているのではなく、何度繰り返しても発散し解消することがないトラウマの後遺症としてのコントロール不能の発作ととらえることができます。意識的なコントロールの外にあるトラウマが、そのような関係を再現することになるのです。

ネグレクトと呼ばれる、親の育児放棄も、その親の子供時代が深く絡んできます。本質的に同じ手法で治せるものです。

性的不能

性に関して自分がどうしても無意識に否定し、拒絶反応がでる場合、その反応の根源が何なのかを見つけてみなければなりません。

性的虐待を受けた経験があるのか、親が性的に潔癖であるように、しつけてきたのか、セックスを不道徳な汚らわしいこと、恥ずべきことでもあるかのように刷り込まされる環境があったのか、雑誌やテレビなどの性に関する記事や報道をひた隠すがごとく目くじら立てて排除され、決してかかわってはいけないことのように教育されたのか、まず根源を思い起こしてみます。

実際そういう親に育てられたことで、高校三年になるまで性に関心をもつことがなく、オナニーさえしたことがなかった男性が、三十歳過ぎても女性と普通に接することができず、また、インポテンツに悩み相談に来られています。

この男性の場合、心の奥では今でも女性は清涼飲料水のようなものに感じ、決して排便などすることもなく、性行為のような汚らわしいものを自らは求めないものだと感じてしまうと言います。もちろん、成長とともに学んでいった意識の上ではそんな馬鹿な考えは間違っているとは分かっているのだけども、無意識の部分で受けつけられないと言います。女性には関心があるので、ソープランドなどに行ってはみるものの、女性の方から積極的に出られると自分の中の女性像に混乱が生じ萎縮してしまうのです。

性的不能になった原因が、子供の頃の環境ではない場合もあります。

三十歳になったばかりの男性から、最近彼女とセックスができなくなり別れたが、新しい彼女を作りたいし、結婚も考えなければいけないから治したいとの相談を受けました。いろいろな検査の結果異常はないとのことで、ストレスだろうと医者に言われたが、現在ストレスはないし治る見込みがないと悩んでいます。

この男性と催眠面接を続ける中で分かったことは、彼が以前交際していた女性が二度中絶をしたとのことです。二度目の中絶のときには、おろしたくないということで彼女ともめています。その結果、妊娠三カ月を過ぎてしまい、かき出すというより産むような形で中絶したそうです。手術後、医者から姿が部分的にはっきり残った胎児を見せられ、すごく苦しんだようです。その後、よく金縛りにもなり、罪の意識も感じており、寝ても疲れが取れないことが続いたということです。中絶の罪悪感と彼女に対する責任感で結婚を考えたが、どうしても彼女の性格が嫌で、結婚を考えれば考えるほど彼女を避けるようになり、彼女から電話があるのではないかと電話の音にも敏感になり呼び出し音でびくつくまでになっていたようです。

結局、初めから結婚する気がなかった彼女とは二度目の中絶後、一年ほどつきあっていたが別れています。

このような肉体の快楽のみを求めた交際の結果、中絶の罪悪感、結婚という責任感に、大きなストレスを受け、セックスによっておこる妊娠という不安感から心が萎縮し、セックスができなくなってしまっていました。

性的虐待

過去に風俗のアルバイトをしていた二十代の女性が次のような内容で相談にみえました。

「体調不良を治したい。吐き気、偏頭痛、手足の冷え、顔、手足のむくみ、食事が取れず、今までに入院をいくどとなく繰り返している。現在、正看護士になるために学校に通っているが、緊張すると、手が震え、身体が自由に動かなく焦ってしまう。その他にストレスで胃も荒れていて、体調も思わしくないので何とかしたい」ということと、「人とのコミュニケーションがうまく取れるようになりたい。ストレスに強くなりたい。自分の嫌な部分を減らし、自分を好きになれるようになりたい」とのことでした。この症状を作り出している原因を探っていくうちに、彼女の忌わしい過去が見えてきました。彼女は訴えています。

「自分を責めて、否定している部分がいっぱいある。すごく重い。押しつぶされそうなくらい重い」

実は性的虐待の被害者なのに、加害者である父親を恨む一方、自分が悪いとも思っています。「時々、自分で自分を叩いたり、刃物とかで傷つけたり、性的なバイトをするのも多分この自傷行為のひとつだと思う。ラブホテルでの殺人事件などが報じられることがあるが、自分も客から殺されればいいや……と思ったことがあり、事件になるとスクープされ、両親が苦しむことで仕返しができると思った。だから性的なバイトで殺されるようなことがあればいいと思っている自分がいた。逆にそういう事件に遭遇することを願う自分がいた。風俗のバイトはSMのMの方だったので、今でも言葉で責められ、怖いと思う部分と恥ずかしい姿を見られるとかえって刺激になる分があり、叩かれたり、責められたり、否定されても全然苦痛でなかった。

痛いのは嫌だったけど精神的に痛めつけられたり、否定されるのは快感でもあった。否定され、責められれば、責められるほど自分はそういう人間なのだと思い……」

今でもその世界から抜けきれないという。「拘束されるのは嫌いなはずなのにその類の写真を見ると興奮する。小学四、五年のときに父からレイプされた。小学六年の頃に、こっそりと本屋などでその種の本を目にする機会が出てきて以来、興味を持って道端に落ちている雑誌を見たり、その手の本を男友達に見せてもらううちに、だんだんと自分がされたことの意味が分かってきた。そうすると、より一層性的興奮を覚えるようにもなった。また、レイプとか、無理やり何かをされること、つまり嫌なのに抵抗できない状態に興奮を覚えるようになってきた。雑誌で女の人がそういうことを期待しているという記事を読み、自分ももしかしたらそういうことを密かに期待しており、本当は自分から父を求めて、父にレイプされてしまったのではないかと思い、自分を責めたり、傷つけたりしていた。そのうちに風俗でバイトしている男と知り合いその世界に入っていった」という。

「精神的に罵倒されながら苦しいと思っている自分と喜んでいる自分がいる」と彼女は言います。

「自分でも矛盾していると思っている」

「本来自分は淫乱だからそういう問題を自ら引き寄せているのではないか、結局自分が悪いのだと考え悩むようになった。また、自分は人に傷つけられるために生まれてきたのかな、とも思うようになった。そういう運命で、そういうことで死んでいってしまうのかなと思うようになった」とも語っていました。

父からのレイプは一度だけだったが、その後怖くて近くに寄れなかったようです。しかし、父親に対する愛憎の念は消えることはありません。

数年前に結婚し幸せな家庭を築けるはずでしたが、どんなに努力しても夫との夫婦生活が受け入れられず、苦痛で離婚することになったという。

そればかりではなく、今は過去に働いていた風俗のアルバイトができなくなっている、アルバイトに行こうとすれば、具合が悪くなったり、気持ち悪くなったり、ふらついたり身体が重く思いどおりに動けなくなってしまう。無理して行ったとしても身体が硬くなり全く反応しなくなるという。

幼少期に性的に忌わしい不幸な経験がある場合、どうしても意識の上では十分に成長していても、無意識の世界ではセックスに対するゆがんだ観念が解消されてはいないことがあります。

どんなに善良で思いやりのあるやさしい相手に巡り会えても、セックスに関しては過去の虐待によって形成されたおびえの反応や、特殊な性癖に振り回されてしまいます。またどうしても肉体的な喜びを感じられないまま悩むことになります。

特に子供時代に性における複数の不幸な出来事にみまわれた場合など、よりいっそう否定的な観念が無意識の中で形成されていきます。意識の上では不幸な出来事だったと言い聞かせて日ごろ考えないようにしても、また普段は思い出すこともなく忘れたかに見えても、それは単に心の秘められた部分の奥深くに抑圧されただけで解消されたことにはなっていないのです。

幼少期の不幸な性体験というものが、いかにその後の人生に影響を与えるものかもう少し考えてみましょう。

三十代前半の女性の例を見ていきましょう。「生まれてから二十八歳までは、暗闇の中にいるような感じだった。ここ五年くらいは、自分の心を見つめながらいろいろなことを考え始めていた。三年前から、考えごとで激しい頭痛が起こるようになった」と訴えていました。

子供のときは、アレルギー性鼻炎やアトピー、小児喘息を患い、よく吐くこともあったそうです。

「昔から自分が自分でない感じがある。自分を出せないし、声も自分の声と違う感じがする。現在は月に一回か二回は夜中に呼吸困難になって救急車で運ばれる。実際に夜安らかに寝ることができず、睡眠薬を飲んで寝ても数時間後には両手を握り締めた状態で全身を硬直させて苦しくなって目が覚める。また恋人ができて夜を共にするときも、朝になり彼が帰るまで、眠りにつくことができなかった」とも訴えています。

彼女が小学四年のとき、父親の仕事がうまくいかず、借金の返済のために母親が夜働くようになっています。酔って遅く帰ってくる母親を父親は怒ってよく殴っていたそうです。母親はすごく美人だったので、父親が嫉妬していたんだろうと大人になれば想像がつくが、子供のときは殴られている母親を見るのが辛かったそうです。

両親がいないある晩、留守番していたときに、借金取りに脅かされて、部屋に入れてしまい、二時間近く性的ないたずらをされ、そのときのショックが深い心の傷として今も残っていました。

「その出来事は誰にも話せず、その頃から友達もいなくなり、自分は普通ではないのだ、特別なのだと思うようになり、すごく冷めていった。一人のときも、自分の本当の気持ちと向き合うのが怖かったのかもしれない。泣くこともなかった」と言っています。

「小学六年までは借金取りが家によくきていた。学費を払うこともできなかった。悲劇のヒロインのように、絶望的に感じていた。中学までは友達がいなかった」と言います。

彼女は、中学一年のときに両親が離婚をしたので、母と一緒に暮らすようになります。しかし、母はすぐに再婚し、義父との同居で常にいやらしい目で見られているという状態に緊張して過ごすことになります。

「高校生くらいから友達ができ始めた。この頃一軒家に移った。二階に自分の部屋ができて精神的に落ち着いた。過去の出来事は誰にも話せなかった。でも誰かに『大変だったね』という慰めの言葉を言ってもらいたいと常に思ってきた。私の苦しい心をきちんと見て欲しいと内心願ったが叶わなかった」と話しています。

彼女は、母親のことを気使って一生懸命無理して明るく振舞っていたので、母親は「この子は大丈夫なのだ」と勘違いしていたようです。そのため、皮肉なことに彼女は母親に自分の苦しい心の内を理解してもらえなかったようです。

彼女の中には、満たされない自分の苦しみを誰にも知ってもらえない孤独感と母親に甘えたい感情、そして強烈に愛を求める感覚が今もなお残っているのです。

彼女はリーゼという安定剤を飲んでいました。どうすれば居場所が手に入るのか。実家に帰っても居場所がなく辛い。安定剤を飲まないと耐えられない。自分を理解して欲しい。家族が自分の心を見てくれることを求めています。

「成人してから友達に、すごく傷つきやすい性格だと指摘されました。相手の感情に対して、敏感に反応してしまう、また時には恐怖感すら覚えることがある。以前、借金取りがドアを叩いて怒っていたことの後遺症だと思っている」と彼女は振り返ります。

自分の心の中や過去は自分が一番よく知っている。だから人と接することにおいて人から自分の触れられたくない部分や知られたくない部分に気づかれることを極端に恐れてしまう。だから誰にも心を開くことができなくなるのです。

催眠療法で心の深い部分が浄化されほぐれることで、彼女はこのような苦しみからもだんだんと癒されていきます。そして心が力を取り戻すのです。もう夜中に救急車で病院に運ばれることも、心身の硬直もなくなり、少しずつこれからの人生を歩み始められました。

前世療法について

果たして人は何度となく生まれ変わって自己の魂の向上のために試練を乗り越えているのだろうか？　本当に生まれ変わりというものはあるのだろうか？　など多くの疑問を抱く方も多いと思います。また中には生まれ変わりを無条件に信じることができる方もおられるでしょう。どちらにしてもここ約十年前から催眠療法の世界で前世療法を希望される方々が増えてきました。これまでに出版され注目を浴びた多くの書籍を読まれてのことと思いますが、私は今まであえて前世の問題を説くことをせずにやってきました。なぜなら様々な誤解を呼ぶことや、生まれ変わりがあるかないかということを相談者に受け入れてもらわなければならないという問題が生じるからです。

本来相談者は、どうにもならない身体的、精神的な症状に苦しんでいるので、そこから解放してあげたら、それで十分なのです。人生とは何ぞや、という問題に取り組んでおられない限り症状が治ればそれでよいことなのです。

だから、前世を引き出しても、あなたの無意識の中に存在しているひとつのドラマだと説明して、サラッと流してきました。また、宗教にかかわっておられる方の場合、その団体によって考え方や、微妙な点での違いがあり、何が正しいのかという議論をする必要もないし、その気もなかったというのが正直なところです。ですから興味本位の方は、すべて断ってきました。ところが、催眠療法をやっていると現世の問題だけではどうしても症状を改善できない場合が時にあります。そして生まれる前の人生の問題を解決してやることで、どんなにひどい特殊な症状もあっさりと治っていくことがあります。本当に不思議なもので簡単に治ってしまうのです。ですから退行催眠として、生まれてから現在までの過去に戻る（退行）だけではなく生まれる前の人生まで戻っていくという現象を起こし、催眠療法を行うことがあります。

退行催眠とは、昔から催眠の技術の中に年齢退行という手法があります。例えば、赤ん坊のときまで年齢を戻して、指しゃぶりをさせたり、子供時代に描いていたような絵を描かせたり、遊ばせたりすることがありますが、そのようなことをしても療法としてはたいした意味もありません。催眠療法で必要な退行催眠は、自分が赤ちゃんになりきるのではなく、そのときの様々な状況を現在の自分がしっかりと観察し、明確に自覚し、その当時の感情などをしっかりと感じ取らなければいけません。生まれる前の自分まで退行したとしてもそうです。外国に生まれていたとして、その国の言葉でしゃべることはめったになく、その当時の人物になりきる必要もありません。それよりもその当時の自分を今の自分がしっかりと見つめ、観察しながら多くのことを理解することです。もちろん日本語です。

そのようにいつの頃に戻っていても、意識はきちんとあり、特別な場合を除いてすべてのことを自分で覚えています。だから学ぶことができるのです。自分が無意識のレベルで変わっていくことができるのです。

前世療法についても、催眠療法と同じで本には様々なことが書かれています。そこにはとても特殊な例が挙げられている場合もあり、誰もが、そのようになるかのような誤解を招く場合もあります。特殊な状態が自分にも起こると恐れたり、またそうなることを望まれることもありますが、そんなに思うようにはいかないものです。人は様々な個性があるように、そして同じ人生を歩めないのと同じで人の真似はできません。特に特殊な場合の真似はできないと考えてください。それよりも、自分の問題を解決させるためには、人の真似ではない自分の作り出せる世界、自分に許された世界で解決しなければいけないのです。それをよく考えてください。

生まれ変わりの世界は、現在を現世とよび、今よりひとつ前の人生を前世と呼んでいます。それ以前の生まれ変わりの人生を前世も含め過去世とまとめて呼んでいます。また次に生まれ変わる人生を来世と呼んでいます。そこで現世（今の人生）で問題になるのは、その人の過去世の中のいくつかの人生です。ひとつの人生だけが影響している単純な場合もありますが、関連したいくつかの人生が絡んでいる場合が多いようです。

これから、実際の催眠療法（退行催眠療法）の中で過去世まで戻してある症状を治していく過程を説明していきますが、療法として行う場合は相談者が今、再体験している過去世の出来事が本当かどうかを検証する必要がないということです。ですから歴史上の細かいことや必要と感じない部分は無視していきます。また後で必要になればまたそのときに戻ればいいだけのことです。何度も言いますが、症状を治すことが目的の場合と、自分の人生というものを見つめなおすために過去世を体験している場合、研究として退行している場合など、目的が違うと誘導の仕方、見つめ方も変わっていきます。詳しいことはここでは説明する紙面がありませんので省きます。それでは、過去世が原因で症状に苦しんでいた例をこれからみていきましょう。

二十代の女性が、親子の関係や、姉妹、彼氏との精神的葛藤で苦しんでいて、不満と不安にさいなまれています。そんな彼女の前世療法のやり取りを再現し、紹介します。

彼女の問題は、どうしてか、毎日異常に寂しがり、不安でたまらない気分にさいなまれることです。その原因となっている過去世の時代を次に引き出してみると、

戦争の場面が出てきました。ご主人が、飛行機に乗っています。戦争に行くとき何とな

く、これが最後の別れだということが分かっていて、行って欲しくなかったのだけど、ご主人はやむを得ず行ってしまったようです。その後二度と会うことがなく、戦死の知らせを受けています。「とにかく行ってはいけないのに、行って欲しくなかったのに、彼は飛行機の操縦が好きなこともあって、そういう意味では望んで行ったようなものですから、すごく物悲しく、置いていかれたような寂しい気持ちになった」と話しています。彼女も死のうと思って、何度も自殺未遂を繰り返したのですが、一緒に住んでいる亡くなった主人の母親が何度も助けています。「死にたかったけど、何度も助けられるうちにお母さんに命の大切さを教えられたような気がした」といいます。でも「生きるのが辛く、ほとんどベッドに寝たきりの状態が続いていた。それで生活も全てお母さんが一人で頑張ってくれて、私は結局お世話になりっぱなしで何も返せなかった。寂しさに耐える力をもっと身につけるべきだった」と感想を述べています。

この過去世の人生で、彼女は自分の両親が決めた婚約者から逃げるように、ご主人と駆け落ちして結婚していたことも分かってきました。だからご主人が戦死した後も、実家に帰ることができなかった。その苦しみの中、一方では、両親が決めてくれた人と結婚していればこんな辛い思いはしないで済んだかもしれないという心残りもあった。自分の決断を悔やんでいた。自分が最後まで幸せになれなかったことを後悔した。自分本位で生きていた性格の部分でも心を傷め苦しめていたようです。

でもその過去世において、彼（ご主人）をすごく好きだった。彼と出会い、もうほとんど会った瞬間に好きになったようなもので、彼と付き合い始めて、彼しか見えなくなったとき、親が決めた婚約者が現れた。ほとんど同時だった。彼女は戸惑って、最終的に親に打ち明けたが、すでに親同士の利益のために双方間で決められていた。その当時はこのような勢力結婚はあまりなく珍しいケースだった。その当時、彼女の親と相手の親の面倒を見ていた権力者がいた。その権力者の世話であったことから彼女の両親も引けなかった。昔から彼女の気持ちを考える親でもなかったし、親は彼女の心からの訴えを聞く耳を持たなかった。彼女は許されないのが分かっていたので、苦悩の末に親を裏切るかたちで逃げて彼と一緒になっていたのです。

今、現世で再び出会い付き合っている彼氏がその過去世の人生の戦死した夫でした。今の時代の彼氏も飛行機が好きだけど乗ると気分はよくないみたいとのことでした。

さらに、なぜこのような過去世の人生になったのかを、別の時代のそれ以前の人生で探っていくことにしました。そして、次に見えてきた人生は……。

「争いごとが起こっているような状況が見えてきました」

「革命運動をしているようで、火が燃えています。遠くで大砲の音が聞こえてきます」

あなたはそこで戦っていますか。

「私は見守っています」

あなたは男ですか？　女ですか？

「女みたいです」

誰かを見守っているのですか。

「はい」

では、その相手が誰なのかが、はっきりと見えてきます。

「男性を見守っています。この男性は、以前の職場で好きになった人に似ています」

「私は以前の職場で二人の男性を好きになりました。その一人が今お付き合いしている彼氏で、今、見えている人はもう一人の彼です」

あなたが最終的に選ばなかったもう一人の彼のことですね。

「そうです」

さあ、それではその今見ている過去世のドラマがどのように展開するか先に進んで見て

いきましょう
「彼とは恋人同士ですけど時代が進むにつれて、彼の親友を好きになってしまいます」

「その彼の親友というのは、今の彼氏のようです」

「私はこの人生でも、恋人だった彼を裏切って彼の親友と一緒になってしまっています」

「彼の親友も相当悩み苦しんで、私を選んでくれました」

でも彼や、彼の親友やら、あなたを取り巻く環境というのは、革命が起こり不安な状況のなかで続いているのですか？　何か戦っているのですか？　命がけですか？

「彼らは戦っています」

「貴族に対して戦っています」

「私が戦うことも一度だけあったが、主に男性が戦い、女性は補佐に回るというか、傷ついた人の手当てをしています。私は恋人だった彼の親友の手当てをしているときに、その親友と急速に中が深まって、革命が終わる頃に恋人を裏切ることになります」

「その革命に関して、みんなが何と呼んでいるか感じ取れますか」

「フランスのようです。なんか文字が……１９８９年という数字がなんか強烈に見えてきました」

年号からいってこれはフランス革命のようですね。

「恋人である彼と私は、幼馴染みです。革命が始まる前からの知り合いでした。しかし、革命を通じて恋人と親友になった男性を私は好きになってしまいました。私は幼馴染みである恋人を裏切ってその男性といっしょになってしまったのです。二人の生活は楽しかったけれど、裏切ったことを深く後悔しています」

この人生においてその男性と結婚したのですか？

「はいしました」

「恋人とはトラブルもなく別れました」

このとき結婚した男性と、次の人生において再び出会い、あなたも一目惚れして、親の反対をおし切って結婚し、そしてすぐに死別しなければいけなかった……。

「人を裏切った報いとして……私たち二人が選んでそうしました」

「そういう苦しみを味合わなければいけなかった……」

その「私たちが選んで……」と言うのは生まれる前に約束をしていたということですね。

「そうです。そういう約束をして……」

であれば、あなたはその苦しみに耐えなければいけなかった。そういう約束を忘れてしまっていたのですか？

「悲しみに押しつぶされて思い出すことができなかった……」

さあ、あなたは今の人生で彼氏が外国に一週間出張に行くくらいで、寂しく、耐えられなくなり、苦しんでいますが、あなたは生まれる前に彼氏との約束事で、彼氏がいなくなってしまう、または苦しみを味わうような出来事が起こる何かを思い出しているのですか？

「彼の海外出張は私が耐えなければいけない課題です」

何か帰って来ない予感がしますか？

「いいえ」

では何を感じています？

「昔死に別れて寂しくそして苦しかったことです。それ以外今は何も感じ取れません」

「今度の人生で彼と離れることはないという確信はないけど、そうならないという予感はします」

このような催眠状態でのやり取りがあった数日後に彼氏は海外に飛び立ちました。彼がいなくなって三、四日後にどんな心理状態かを連絡してもらうことを約束していたので、彼女から電話がありました。そのときの声の状態からしても元気でいることが伝わってきたときは、ホッとした安堵感を覚えました。彼女は前世退行催眠療法が終わった日からずっと、すごく平和な落ち着いた気持ちで過ごしていると伝えてくれました。もちろん、私の所で退行催眠を受ける前日に、かかりつけの病院で大量にもらった薬は一切飲まないでいるとのことでした。

このように、前世療法といわれている療法を通して感じることは、人が生まれ現在までのトラウマやストレスだけでは解決できない問題がいとも簡単に解消されるということです。この現世で作られた問題はなかなか厄介であるのに過去世から引きずっている問題は一度あの世を経過しているだけに物分りがよくなっているかのようです。我々は霊界で何を学ぶのでしょうか。どのような癒しを受けて、もう一度学び再出発するかのように生まれ出てくるのでしょうか。いや人は本当に生まれ変わっているのでしょうか、と懐疑せざるをえないのです。しかしながら、前世療法でどうしても治らなかった症状がいとも簡単に治っていかれた例は数多くあります。それら前世の物語を垣間見ることで教えられることも数多くあるということを忘れてはいけないと思います。

前世療法でソウルメイトといって、人が生まれてくるときにお互いの約束や役割を担って生まれてくる仲間がいます。多くのソウルメイトの中から、今回の人生におけるグループができあがると言われていますが、そのグループの中で巻き起こる人生ドラマは他人が介入すべきではなく勝手にやらせなければならないことになるのでしょうか。犯罪に巻き込まれ殺される。親が子を殺す。様々な男女の愛憎。これらも目的があり約束事として展開されているのでしょうか。であるならば、どこまでお節介を焼くことが許されるのでしょうか。心の病で悩んでいる相談者に対しても、この人を今治してやることが果たしてこの人の魂の役に立つのだろうかと思えるときもあります。特に親や家族から連れてこられる相談者の場合がそうです。だから私はあるときから、本人の希望で治したいと願われる方のみ受けつけることにしました。そうでなければ、どんなに頼まれても私は受けつけません。まだその人は治る時期がきていない。いま治ったのでは役割を果たしきっていないということになります。例えば子供に苦しめられる親もその苦しみが必要なのでしょう。お互いが苦しめ合いながら何かを学んでいるのかも知れません。いま治すには早すぎるのです。しかし、お互いに十分役割を終えた後も、自分の力だけでは修正できなくなってしまう場合もあります。早く人生の軌道を修正して次のステージに上がらなければ、魂の向上につながらないのでもがいている。そんな人を手助けしてやればそれでよいのではないかと思っています。

前世という問題は我々人間にとって果たして知りえることが許される世界なのだろうか？　もし、知ることで人生に価値をもたらすならば、なぜ人は生まれながらにして自分の過去世から現世に至る、生きて学んだ全ての情報を思い出せないのだろうか？　無意識の世界にそれら過去世の記憶が存在しているのならば、強引に全てを引き出すことは許されているのだろうか？　と考えさせられます。

人が、何らかのクリアすべき課題や試練を背負って生まれてくるのであれば、もちろんその全てを事前に知るべきではないでしょう。しかし、その課題を乗り越えるチャンスを高めるためにも人は過去世の一部でも知るべきではないだろうかとも思っています。それによって過酷な試練であっても、それに立ち向かう勇気が湧いてくるのではないでしょうか？　なのに、なぜ過去世の記憶は閉ざされているのでしょうか？　自分の課題に気づかずに失敗することを望んでいる訳ではないはずです。ではなぜでしょう。

我々人間は何かを認知するためには頭脳が働いています。例えば、私たちが使っている言葉だけでは宇宙の世界を正確に認知することができないように、死後の世界、人生そのものの意義というものが、言葉という手段だけでは理解が不可能な世界だと思っています。

物事を理解する手段としての言葉に限界があると思っています。でも直感の世界では言葉に直すのは難しくても全貌を感じとることができる場合があります。ただし、残念なことに感じ取ったものが正しいと証明することはできません。しかしながら、直感を得ることができる催眠状態（トランス）こそ〝死〟そして〝生〟というものを学ぶことが許された唯一の手段なのかもしれません。私たちは、無意識の世界から送られてくるメッセージを直感で受け止め、不十分でも言葉に直して理解するしかありませんが、それでもありがたいと感謝しなければいけないと思います。今我々の魂は人間として存在しているのだから、人間の限界の中で立派に生きていけるのです。

人は前世（過去世）というものを信じた場合、人生においては、クリアしなければならない課題を背負っています。それらから逃げていたのでは決して精神的に安らかな、人生における達成感を感じることはできません。逃げれば逃げるほど人の人生は悪い方へと転がっていくものです。

人は課題をクリアし、そこから学ぶために性格的個性を持って生まれてくるのでしょう。その性格が、デリケートであり、繊細であり、くよくよしたり、すぐに落ち込むような性格であったとして、それゆえにその性格を乗り越えることも課題のひとつでもあり、または、その性格が課題を乗り越えることに必要な要素だったりもするでしょう。それゆえに、現実から逃げてしまい、どんどんと苦しみに飲み込まれてしまうこともあるでしょう。一般的にそうなってもどうにかそこから抜け出しながら多くを学び成長していくものですが、中にはそう上手くいかない場合もあります。そういう状況の中でもがいている人を引き上げ、助けることも私の仕事のひとつであると思っています。

また自分の課題をクリアしながら頑張っている人たちにとっても、もう少し別の角度から手を差し伸べてやればもっと効率よく学んでいける、もっと高い段階へ進める、もっと多くのことを達成できるというような状態のときに、的確に導いてやることも私の仕事のひとつであると思っています。

私自身も、もっともっと自分を向上させていかなければならないと常に自分を戒めています。人生というものはこれでよいという段階はない。そういう意味で終わりがない。しかし、何物にも替えがたい、人生の充実感と達成感という生きがいがそこにあります。人はこのために生きているようなもので、それ以外の楽しみや喜びは人生におけるデザートのようなものでしかないでしょう。人生の本題は別にありそれを満たしていかなければ、平和な満たされた人生を送っていたとしても、限りない欲と刺激を求め安住できない心によって、どんどんと苦しみを背負い引きずることになります。

付　録　自己催眠と他者催眠

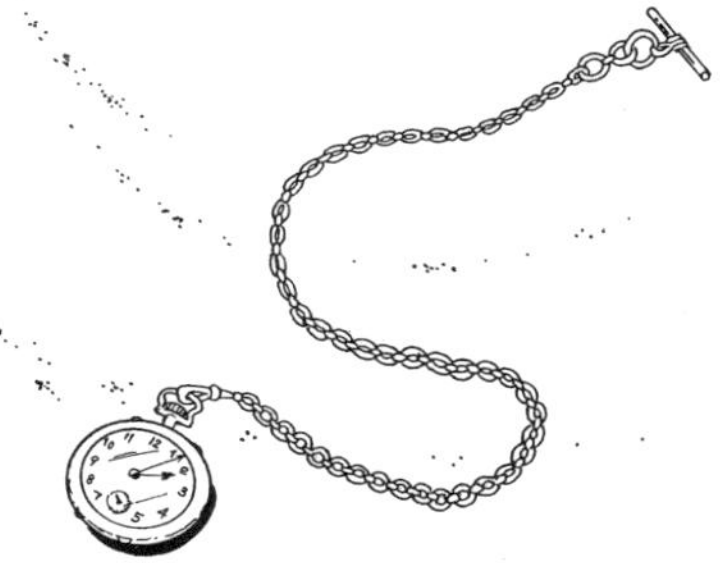

自己催眠を学び活用することの価値

自己催眠とは、自分で自分を催眠状態に導くためのテクニック（技術）です。そしてその後（催眠に入りトランス状態が作られた後）にどのように自己の無意識に働きかけるかが重要になります。この本では主に無意識という言葉を使いますが、潜在意識と同じ意味と考えて下さい。

自己催眠で能力の開発をする人も多いことでしょう。特に催眠という状態は、右脳を活性化させ、創造力やイメージ、直感などの開発に役立ちます。いや、もっとはるかにそれらを超えた能力の開発も可能なのです。

さらに、自分を心の病から早くそして効率よく解放するために活用したり、解放され治った後に、さらに自己向上のために、性格改善や自己実現のために暗示を入れ活用したり、理想的な自己イメージを描くことでなりたい自分になったり、自分の夢や願望を実現させるために無意識（潜在意識）の力を引き出したり、またはハイヤーセルフとの対話によって高い心の境地を目指したりといろいろな活用が可能となります。

自分を催眠（トランス）状態に導くには、多くのテクニックがありますが、時間がたっぷりある場合を除き、やはり迅速に催眠状態に入り、的確な暗示を自分の無意識に送り込んでいくことが理想だと考えています。自分を催眠状態にするのに時間がかかっていたのでは、日常生活の中に頻繁に取り入れていくことが億劫になることも多いでしょう。だから私は、私の所に自己催眠を習いに来る方々には、段階を経て、最終的には、瞬間的に自分を催眠状態にもっていくことができるように教えています。また、催眠状態を作らなくても、暗示を自分の無意識に瞬時に送り込む条件づけも行っています。それは、どのような状態にあっても、自分の無意識に働きかけることができる貴重な武器になります。さらに願望を叶えるために、必要な信念というものをしっかりと植えつけています。十分に信念が養われなければ、無意識からの奇跡的な力は望めません。これが大切なのです。

〝信念〟それは〝自分を信じることができる強い心〟でもあり、それがいかに大事かということは後で触れていきます。

潜在意識はどのような願望も叶えることができるという本を読み、試してみるのだけどどうもうまくいかない。やはりそんなこと無理だよと諦めてしまう。願いが本当に叶ったという実感を持つまでは、本に書かれていることが信じられないものなのです。

信じようと思い、願えば叶うのだという信念を強く抱いてみても、すぐに結果が出ないと信念はグラつくものです。人によって時間的差はあるものの、やはり時間が経つと、どんなにしっかりと信念を抱いていたとしても不安になってきます。重要なかけがえのない事柄であればあるほど、どうしようもなく心が不安に駆られますが、実はここからが信念を養うよい機会になっているのです。信念というものは時間をかけ苦しみながら養っていくものなのです。ポンと人から与えられるものではありません。ある願望を抱き、その実現を願ってもうまくいかないときには、自分を見つめ直し、今何が自分に足りないかに気づき、そのことを補う努力をして時が来るのを待つことです。願いや結果が出ていない期間を、どのように過ごすかが明暗を分け、その人がより強い信念を持ち得るかが決まってきます。強い信念で自分を支えられるようになったとき、願いが全てあなたのものになるのです。夢が実現するのです。

しかしながら、多くの人は潜在意識活用の本を読んでも成果を出せず、やはりダメかと投げ出してしまうのです。結局、自己催眠のテクニックをマスターしたとしても、そこで何らかの願望を自分の無意識（潜在意識）に送り込んだとしても、信念がないがゆえに、願望の実現まで待つことができないのです。

願望というものは大きければ大きいほど、すぐに叶えられるものではありません。ですから信念の他にも、それが叶えられるまでの期間にやるべきことを、しっかりやり、きちんと実践し続けなければいけません。

人が窮地に追い込まれたとき、いかに自分を信じきれるかということが、その人の人間としての完成度のバロメーターになると思っています。必ずこの窮地を乗り越えられると自分に暗示を入れることはできるでしょうが、本当に自分の心がその暗示を受け入れて安心しきれるものではありません。どうしても悩むものですし、人間ですからそれは仕方ないと思っています。しかしながら、せっかく自己催眠を学び活用する人にとって、自分の無意識に暗示を入れたがただ悩んでいるのではもったいないと思います。

それではどのようにすべきでしょうか。どうすれば無意識に送った願望は確実に叶うのでしょうか。

人は太古の昔から祈るという心を持っています。祈りを通して生き抜いてきています。神や自然に豊穣や健康、幸せを祈って生活してきました。豊かで幸せなときは、より豊かさを願い、耐えているときは、心の中の苦しみを訴えるように祈って乗り越えてきています。このような祈りは、背後に信じる気持なくしては成立しないことについては、分かると思います。古来から、人々は何かを信じ、それに救いを求め、祈ることで、環境をより向上させたり、苦しみに耐え抜く力を得て、救われるという奇跡を多かれ少なかれ体験してきていると思います。このように人が信じ祈るとき、人の無意識は、意識するしないにかかわらず、しっかりとその人を支えてきたと考えています。

人は、神であれ、仏であれ、何かを信じる心があれば、それに祈ることでいかに心が楽になるかということを経験から知っています。

潜在意識（無意識）に願望を送り込めば、どんな願いも叶うということを本で読んだとき、そういうことはあり得ないと否定的な人は、日常生活の中で常にマイナス思考をしている傾向があります。マイナス思考で生きていれば、たまに自分の願いが叶ったときでも、それを単なる偶然としてしか処理できませんので、その幸運をさらに活かすことができないのです。プラス思考の人は、その幸運をさらに発展させ、より多くの幸運へと繋いでいけるのです。そのような人は心にプラスのエネルギーが充満しています。

人は、心にマイナスのエネルギーとプラスのエネルギーを同時に持つことはできません。心が弾んでいるとき、喜びや満足に満たされているときに、同時に人を恨んだり、悲しみに心を塞ぐことはできないでしょう。心の中で、喜びと悲しみを同時に共有することはできないのです。光と闇の世界を同時に心の中に保つことは決してできません。だから、心をプラスの感情に保っていれば、どんどんとプラスのエネルギーが引き寄せられてくるものなのです。マイナスの感情など近寄る隙間を与えません。したがって、人は心をプラスの状態にしてさえいれば、より満たされた状態になっていくのです。苦しみなどその人の人生に存在しなくなっていきます。自分の意志で、こうありたい、こうなりたいと思うことが実現できるようになっていきます。プラス思考とはそのようなもので、意識して闇を光の世界に変えていくことで、その人の人生が大きく開けるのです。

しかしながら、世の中は自分の思い通りにならないことや、嫌なこと、辛いことで充満しています。人間関係を含めたそういう環境の中で、いかにプラス思考を維持するかが問題になります。どうしてもうまくプラス思考を維持できない事態に至った場合、自分の中のトラウマに目を向ける必要があります。トラウマがかかわっていると、そう簡単に自分で感情をコントロールできないからです。トラウマを解消するには専門家に相談するのが手っ取り早い方法です。金がかかっても、一人でもがいている時間のほうがもったいないと思って下さい。素人では、そう簡単にどのようなトラウマが、どのように心や感情にかかわっているかということを、認識することや、取り除くことはできないのです。それよりも、早くトラウマから自分を解放させて、有意義な人生を送ることです。時間というものを大切にし、価値ある人生の課題や使命に混乱することなく取り組むことです。トラウマの影響で、心がマイナス思考になっていると、どうしても気持ちが消極的になり、行動に勢いがなくなってきます。できることも、できなくなってくるものです。決して、マイナス思考により、心を消極的、否定的にしてはいけません。自分の心は自分で舵を取っていかなければいけないのです。自分に全ての責任があることを自覚してください。

私の所に催眠療法を受けに来られる方の中で、今までに自律訓練法を含む自己催眠を学び、願望実現や長年悩んできた症状からの自己解放に悪戦苦闘したが、何の役にも立たなかったと訴えられる方も多くおられます。その方々の無意識の中に、強いトラウマが存在していて、それによって影響を受けている場合は、無意識の中でうごめいているトラウマを取り除かない限り、自己催眠の暗示だけでは、なんでも願いが叶うこと、症状を消し去ることはできません。もし効果を出せたとしたら、無意識の中に影響力を与える強いトラウマが、存在しなかったといえます。

ただ単に人前で緊張する、あがる、赤面するという悩みの場合でさえも、人によって様々なトラウマが背後に存在します。このトラウマを意識の世界で正しく把握し、取り除かなければ、自己催眠の暗示だけではその場しのぎどころか、たいした効果は望めません。いや、もっとはっきり言うと、全く効果が出せません。なぜならその人をそうさせている原因を無視、または無意識の中に置き去りにしては、人は向上することはできないのです。

人前であがるということにおいても、何度も何度も今度こそと周到な準備をして望んではみるものの、かえって結果が悪いと悩まれている方がいかに多いことか。本来ならば、場数を踏んで慣れていくことで、うまくなっていくものなのに、そうできない力がどこで働いているのかを見極めることです。

もう一度言います。人前での緊張やあがりで悩んでいる人で、自己催眠の暗示を試みたが、うまくいかないという人は、その人をそうさせているトラウマによる力が働いています。その場合は暗示だけでは改善できません。また、トラウマ以外の問題点もあります。それは、過去に、あがってうまくいかなかった経験があると、そのときのことが頭に浮かんできて、そのイメージを打ち消すように。「あがらない、あがらない……」と呪文のように唱えている人を多く見受けます。しかし、そういうことは自己暗示として役に立たないばかりか、逆に状況を悪くしていきます。なぜなら、言葉で唱える暗示よりも、その人がイメージしている内容（過去に失敗している自分の姿を想像し、今度こそはあんな状態になりたくないと思い浮かべている自己イメージ）が優先して、その人を緊張させて失敗させているのです。緊張し、あがったときの自己イメージが頭から離れない限り改善はされません。

本来自己催眠の目的とは何かを考えたとき、自分の無意識（潜在意識と同じ意味）に自分で働きかけることで、自分の目的・願望を実現させることにあると考えます。したがって、目的や願望を叶えるためには、自分の無意識に暗示を送り込むことができるように、自分で自分を催眠（トランス）状態に導かなければなりません。そのテクニックは重要です。自分をトランス状態に導くための時間が長くかかっては大変です。自分をトランス状態に導くために、仮に一回三十分かかったとすれば、一日に何回も暗示を無意識に送り込む場合、かなりの時間を失ってしまいます。ですから、いかに早くトランス状態を作り出すかが決め手になります。

私は、自己催眠を習いに来る人に対し、数秒でトランス状態に導き、自分の無意識の中に働きかけることができるように指導しています。場合によれば、数秒どころか、トランス状態をわざわざ作り出すことなく、無意識に暗示を送り込むことができるように指導し、願望を実現させるテクニックも教えています。

さらに自己催眠の習得において、自分の心の深層（無意識）との対話ができるようになることも価値あることです。

人生における課題や苦難を乗り越えなければいけないときは、あなたが真に自己を信じきったときに、あなたの無意識は、必ずあなたを導き救ってくれます。必ずそうなるのです。あなたはそう信じる力を早く得ることです。

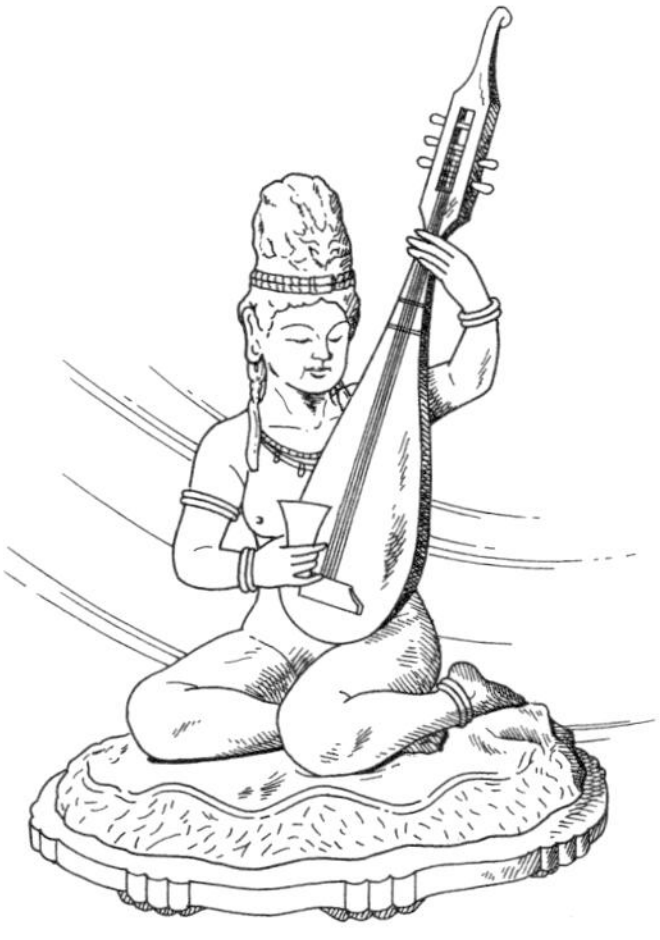

他者催眠術に対する誤解

他者催眠術に関して、いろいろな誤解および間違ってはいないが、ある側面のみしか表現されてなく誤解を生じさせている事柄や説明が、残念なことに多くあります。

例えば、「人によってかけられる他者催眠術というものは、自己催眠に他ならない」と表現されている専門家の書物を読めば、一般の人はそんなものかと納得してしまうことでしょう。しかし、他者催眠の〝術〟というものはそんな薄っぺらなものではありません。もちろん、人を催眠状態に導くときは、その人の催眠感受性を利用しますので、その人が自己催眠に入っていく能力を、利用しているという意味では、確かに同じ状態ではあります。しかし、他者催眠術というものはそれだけではないのです。相手が自己催眠に入ってくれるように協力的でなくても、相手を強引に催眠状態に導けます。相手に協力してもらうようなラポール（信頼関係、安心感）など必要ないのです。それゆえに〝術〟なのです。また他者催眠術は自己催眠では到達できない深い催眠状態を作り出すこともできるのです。この〝術〟には、技術というテクニックの世界と、神秘的な世界も含まれます。考えてみてください。この世の中、科学だけでは解明できない多くの不思議があります。催眠の世界も然りで、まだまだ科学では解明できない奥の深い神秘的な世界が広がっています。時々科学的催眠法とかいう言葉を耳にしますが、全くナンセンスだとは思いませんが、やはり力不足を感じます。催眠の世界を科学で解明することも、価値はありますが、未だほんの一面しか見えていないのに、それが全てでもあるように誇張されたら、これは納得がいきません。催眠に入っている状態の人の脳波が、よく研究されていますが、何らかの方法で、同じ脳波を作り出せたとしても、その人は催眠状態であるとはいえないのです。どんなに脳波を測定してα（アルファ）波とか、θ（シータ）波とか、δ（デルタ）波とかが、分かったとしても、その人は今催眠状態に入っているという確証も断定もできないのです。催眠状態とは、まだまだ未知なる神秘の世界なのです。

このように書くと、人によっては催眠を怖く感じる方もおられるでしょうが、そんなに恐れることではありません。人を強引に催眠にかけるといっても、その人が嫌がることやその人にとって害になることは、そう簡単にはできないのです。しかし、その人を長期間拘束して自由を奪えば可能です。ただし、それは犯罪を犯すことで、決してやるべきことではないのです。

催眠術はその価値を深く理解し、もっと意義あることに活かすべきなのです。催眠術というものは、人の無意識に働きかけることができる害のない強力な手段なのです。そして催眠現象が、無意識の働きである以上、まだ不思議なことが多く、今の科学だけでは解明できない世界があるのです。　無意識の世界においても、個人的無意識のみならず普遍的無意識ともなれば、その全貌が把握できないのと同じことです。

人間の脳は右脳と左脳に分かれています。そしてこの二つは脳梁という器官で繋がっていて、相互に情報が伝達されていますが、互いの働きは違っています。詳しい脳の働きはここでは触れませんが、左脳に関しては意識脳と呼ばれ、右脳に関しては無意識脳とも呼ばれています。そして催眠に人がかかるという秘密は右脳にあるのです。私は以前から、テレビなどで右脳を使っている人が、催眠に入りやすい人で、左脳しか使うことができない人は、すんなりと催眠に入っていくことができない人ということを語ってきました。したがって、頭がよい人が催眠に入りやすいと言ってきました。もっと詳しく言えば、右脳を使っている人は、学校の勉強においては、記憶することにすごく有利です。記憶することが楽なので、授業を聞いているだけでかなりの部分が記憶に残り、また思い出すときも鮮明に思い出すことができます。そしてこの右脳を使うという能力は、生まれつきもあるって違ってきます。のでしょうが、幼稚園の頃までに右脳が刺激されて、右脳を使う訓練ができているかによって違ってきます。

右脳が無意識脳と呼ばれているのには理由があります。右脳はイメージを作り出し、このイメージが催眠には必要なのです。無意識は言語を直接には理解できません。無意識に伝えたい内容は、言葉としてではなく、いったんイメージに変換されて無意識に伝達されます。このいったんイメージに変換する働きを右脳が担っています。ですから、右脳を刺激することが、催眠を深める最大の手段なのです。催眠という不可思議な現象を作り出している秘密は、人の右脳の働きに隠されています。

また、催眠療法で無意識の中に抑圧された様々な感情を含めたトラウマを解放してやるためにもこの右脳の働きが必要になりますが、催眠療法としてとらえたときには、右脳だけに頼る必要もないのです。確かに右脳が働くとイメージが出て、催眠療法の手法にバリエーションが望めます。しかし、イメージが出ない左脳派の人に対しても、私の催眠療法は十分に効果を上げることができます。

人の能力というものは、もちろん右脳が発達していることで、全てが有利になるものではありません。左脳とのバランスが悪ければ、高度な思考能力が発達しません。さらに言えることは、右脳のみが発達しすぎている場合、これば素晴らしい能力ではあっても、諸刃の剣で心の病に陥りやすくなります。

他者催眠術の習得

私の所には遠方から催眠術を習いに来る方が多くいます。なぜわざわざ遠い所から来られるのかについては、意味があります。それは、東京、大阪など都会には催眠術を教えている所はたくさんあっても、短期間に様々な応用ができるようには、なかなか教えてもらえないという現状があります。

私は催眠の本質から教えていきますから、すぐに催眠をかけることができるようになるばかりか、催眠術の本を読んで自分の個性で応用したり、もっとこうした方がよいと批判したりできるようになります。

人がなぜ催眠にかかるのかという本質を理解できれば、催眠術の習得はそんなに難しくはないのです。むしろなぜ人は催眠をかけることが難しいと思い込んでいるのだろうという気持ちになります。

私は子供の頃から環境的に恵まれてはいましたが、時には悪ガキにいじめを受け、逃げるときがありました。初めは立ち向かっても勝てない相手だから、逃げていてもしつこく追いかけてきます。当時から変なプライドがあった私は、相手の横暴な態度が許せず、逃げるのをやめ、相手に向き合い「やめろ！」と叫びます。するとどうしたものか、あれほど怒り狂っていた相手が、ピタッと動かなくなり立ちすくんでしまうのです。私は敢えてその横を堂々と通り過ぎて立ち去ります。こんなことを何回か経験すると、我ながら不思議な現象に関心を寄せるようになりました。

私がまだ二十代後半の頃、三回にわたり、人の潜在能力についての講演を頼まれたことがありました。そこに集まった人々は、自営業者または会社の部長クラス以上という人たちで、定期的にこのような講演を依頼して勉強会を開いている方々でした。私は催眠という現象を理解していただき、ひいては心の力というものを経営に活用して欲しいと講演内容を考えていました。

ところが、第一回目の講演のとき、なんとなく私を茶化すような質問を投げかけてくる四十過ぎの男性がいます。初めのうちはそれに対しまじめに答えていましたが、だんだんと腹が立つばかりか、このままだと二回、三回の講演ができなくなる、できても参加者が来ないと講演を依頼してくれた方に申し訳ないという気持ちが湧き起こってきました。そこで私はその男性を直視して語りかけました。「あなたは私が口ばっかりで、催眠などかけることができない、少なくともあなたはかからないと思っているようですね。でも、もうあなたはそこから動くこともどうすることもできませんよ。動けると思うんだったら試して御覧なさい。私はあなたが催眠という力を身にしみて分かるまでは、あなたを許さない」とはっきり断言しました。

その男性にしてみれば、四十歳を過ぎ社会でもまれてきているだけに、まだ三十前の若造が、何を分かったことを言っているんだという感じで茶化していたのでしょう。しかし、彼は動かなくなった自分の身体をどうしようもないばかりか、皆の前で恥をかかせられ困っています。私も当時、若気の至りで、皆の前で、その男性にいろいろなことを命令し、徹底的に恥をかかせました。その男性は「もうやめてくれ、自分が悪かった、分かっていなかった」とまじめに謝りました。それで許したのですが、その体験を通し私は長年探求してきた本物の瞬間催眠（術）のコツを開眼しました。

明治時代から発行されているどんな催眠術の本をひも解いても、瞬間催眠術として説明されているものは、すでに条件づけ（前もって催眠に何度も入れておいて催眠にすぐに入りやすくしていること）されている相手に対してであったり、驚愕法といって、相手を驚かせてその瞬間に暗示を入れるとか、頚動脈を圧迫し脳に血液が流れなくして、暗示を入れるような危険な方法しかなかったのです。

催眠に限らず、最初に道を開いていくことは難しくとも、後から教えを受けそれを体得することはいかにもたやすいことなのです。私は催眠のかけ方を習いにくる皆さんにそのように教え導いています。だから催眠の習得がいかにたやすいことかが、分かってもらえると思います。

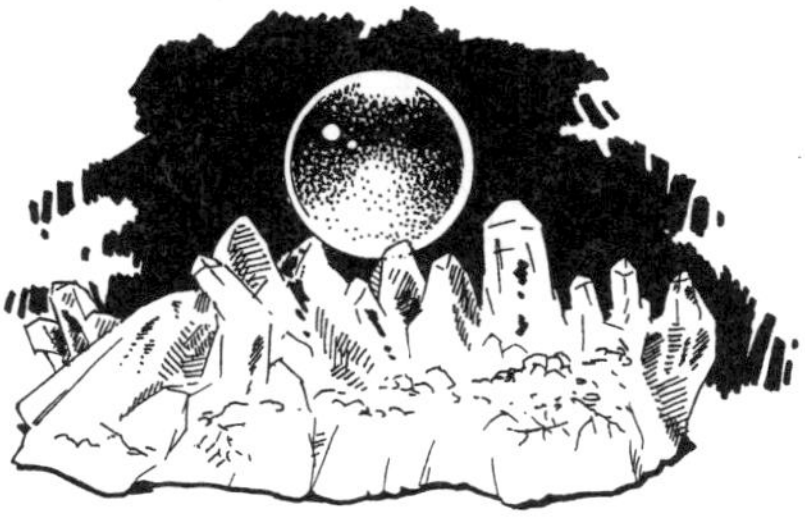

あとがき

この本を読んで頂いた方々が、人それぞれの人生のドラマにおいて、どのように役立てて下さるかは分かりません。人生とは、好むと好まざるにかかわらず展開していく人生の環境の中で、何を学びどのように成長していくかが大きな問題だと考えています。「人生を通しての成長、向上などばかばかしい、面白おかしく生きていければそれでいいのだ」と考えている人にとっては、この本は何の役にも立たないばかりか、たぶん最後まで読んで頂けないでしょう。それはそれでよいことであり、皆が人生上でどのような思いを抱き過ごすかということを強要すべきではないでしょう。

しかしながら、人生とは常に満足して生きておれるものではなく、時として苦しみ悩み、どうしようもない不運に打ちのめされたりすることもあるのです。そういうときに初めて自分の生き方を見つめなおすチャンスが訪れているわけですが、そこからも逃げて、ただ楽な道だけを求め、もがき苦しむ人がいかに多いことかを感じさせられます。

スポーツ選手を例にとっても、常日頃トレーニングで自分を鍛えている人と、気まぐれに身体を鍛えている人とが、同じ競技で競ったときに同じ結果を得るとすれば、これほど不公平なことはありません。充実した人生、満ち足りた幸福感を味わうことも、人生における努力なしでは、決して勝ち得ることはないということを学んで欲しいと願っています。

人は生まれながらの性格的特性、素質などにより同じ環境にあっても、そこで受ける影響が違ってくるもので、成長の過程において、どれだけの成長が望めるかも大きく違ってきます。人それぞれいろいろな環境や、持って生まれた能力の違いによって生じる様々な苦しみによって精神的に追い込まれていきます。そして個人の限界を超えるストレスを受けたとき、心の病にいたっていきます。もちろん、自己治癒力で時間の経過と共に乗り越えている場合がありますが、逆に症状が悪化している場合があります。このように心の病が深まっていく場合は、背景にトラウマもしくはそれに類する原因が横たわっているものですが、どちらにしても、的確な援助の手を差し伸べることができれば、人は自分の人生に起こる全てのことを乗り越えていくことができるだけの心の力を持ち合わせていることを信じなければいけません。人の人生ではない、自分自身の人生におけるあらゆる苦難は、自分を成長、向上させるためのものであり、自己破壊のために生じてくるものでは決してありません。しかしながら、一人で苦しんで症状が悪化していくと、もうどうにもできなくなり、もがき苦しみ解決の光が見えてこなくなってしまいます。

そこまでくると自力だけでは乗り越えられなくても、カウンセリングなどの手助けで自らを救い出し成長していけるものです。

個人の人格を含めた総合的成長の違いによって、自分の子供との接し方だけではなく対人全般においてのかかわりにも大きな違いが生じます。もちろん、本書で触れてきたように、子供時代のトラウマや長期にわたるストレス体験、一過性であっても強烈な出来事を二、三回繰り返すことによって、ある出来事による感情の表れ方に影響が出ます。これらは自分ひとりの力ではどうにも修正できない場合から、どうにかなる場合まで様々ですが、それを乗り越えるには意識された努力が必要になってきます。それらも含め、個人の持って生まれた能力や、遺伝素質とは関係なく、努力によって人生に起こるあらゆる問題を解消し自己向上していくことができるものです。なぜなら、それは他人の人生ではなく自分自身の人生だからです。人はそのように生まれていること、特に心の病に関しては、自分に課された課題を乗り越える心の力を有していることを信じで欲しいと願います。

自分が現在苦しんでいるのは、親がこういう育て方をしたからだとか、親の影響でこうなってしまったと責める人も多くいますが、不幸にも親に服従しておかなければ、生きていけない子供時代にそのような悪い影響下にあり無防備に親の悪しき影響を受けたとしても、成長とともにそれを乗り越えていく力も基本的に人は持って生まれていると考えています。また、親子関係において、親と子供との接し方で、子供がその親に対しどのような態度で受け入れるかによって、双方の感情もまた違った展開になるでしょう。そう考えれば、子供の方にも親の感情を刺激して余計な仕打ちを受ける原因を作っている場合もあります。しかしながら、子供にとってはやはり不幸なことでしょうが、でも親ばかりを責めるわけにはいかないところも理解しなければいけないと考えています。

子供が、自分の現状に苦しむ中で親を責めている場合があります。そのような精神的未熟さを引きずって年齢だけを重ねてきた場合、自分の周りにいる人たちの中で、自分に都合がよい人以外は、親を責めるのと同じような感覚で責めるようになります。そのような、未熟で甘えた己の精神世界に気づくことができず、自分が不幸なのは周りが悪いとして、周りを責め孤独な中で生きていくことになってしまいます。本文をじっくり読んで頂き、今まで考えることなく過ごしてきた自分の中の未熟さにも気づいて欲しいと願っています。

人生においての様々な出来事で、人が何をどのように学んでいくかは、大きな個人的違いがあります。それは、生まれつきに備わっているものばかりのせいではなく、これまでの人生でどれだけ成長してきたかが大きく影響しています。人は学ぶにおいて段階があります。一足飛びに高いレベルまで学び取っていくわけにはいきません。だんだんと、高く深いレベルのことが理解できるようになっていきます。そして、よく言われるように、人は自分の尺度でしか人を推し量ることができないものなので、他の人が、自分と同じ本を読んだり何か同じ体験をしたりしたとしても、自分のレベルを超えた部分に関しては、どれだけの内容のものをどのように理解し学んだかを分かることはできません。もちろん自分より低いレベルのことだけは推し量ることができます。このように現時点において学べるレベルが定まっています。それゆえに焦らずに、しかも着実に自己向上を図らなければなりません。

人が心の病から解放されたとき、その症状ゆえに阻害され、いままでに学べなかった世界を学んでいく第一歩を踏み出したようなものです。多くを学び人生の意義を見い出すために常に向上を図っていかれることを心から願いやみません。

人生に与えられた時間には限度があります。したがって悩みのなかで立ち止まり苦痛の日々を送っていると、取り返しのつかない時間を無駄に過ごしてしまい後悔することになるでしょう。過去において失った時間は返ってこないように、心の病によって起こる身体的・精神的症状もあるボーダーラインを超えてしまったら、もう後戻りはできなくなるということも心して欲しいのです。だから、まだ引き返せるうちに早く自分の心の深層に抑圧されたトラウマや、うっ積した感情や葛藤、怒りなどを作り出した過去の人生をいつまでもこだわることなく解放してやることです。それがあなたの未来を開くことになるのです。

あなたがこの一度しかない人生を深く味わいながら、より成長・向上して、有意義な価値ある人生に生きがいを持って過ごされることを心からお祈りいたします。

著者プロフィール

井手　無動（いで　むどう）
1953年1月生まれ。
九州大学理学部卒業後、国内はもとよりインド、ネパールを廻り瞑想や原始仏教の世界に心と魂の探求のヒントを求めた。人の心の深層に広がる無意識の世界を解明し、如何に生きるべきか、どのように向上すべきか、心とはなにか、魂とはなにか、どうすれば心と魂に働きかけることができるか、を研究してきた。様々な探求の成果を生かし、20代後半に精神世界の指導を始める。30代の10年間は実業の世界に身を置いたが、40歳過ぎから再び心の病に苦しんでいる人々の指導を再開し、現在にいたる。「たけしの万物創世記」をはじめとして、テレビ、ラジオなどに多数出演し催眠療法の効果の実証や催眠術を披露し、講演なども活動的に行っている。現在、マインド・サイエンス独自の「催眠療法」の継承者を全国的に養成している。

マインド・サイエンス主宰
日本催眠学会会員、日本催眠臨床学会会員
マインド・サイエンス 連絡先
〒810-0014　福岡市中央区平尾2－15－16　MIYOビル4F
TEL. 092－525－1678　FAX. 092－525－1688
ホームページ：http://www.saimin.org　メールアドレス：mind@saimin.org

催眠療法

2003年4月8日　初版第1刷発行

著　者　井手 無動
発行者　瓜谷 綱延
発行所　株式会社文芸社
〒160-0022　東京都新宿区新宿1－10－1
電話　03-5369-3060（編集）
03-5369-2299（販売）
振替　00190-8-728265

印刷所　図書印刷株式会社

ISBN4-8355-2643-0 C0095